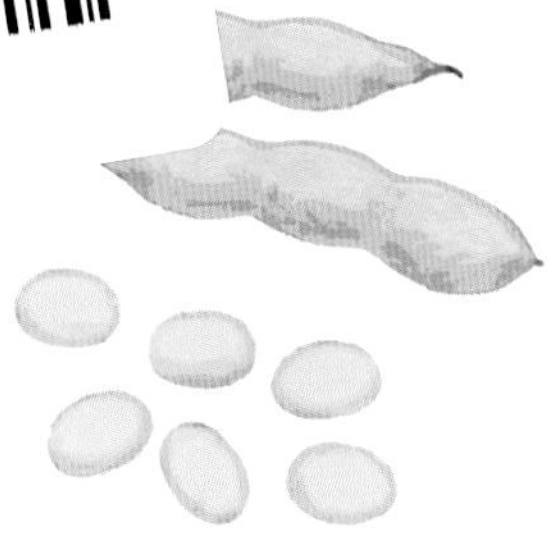

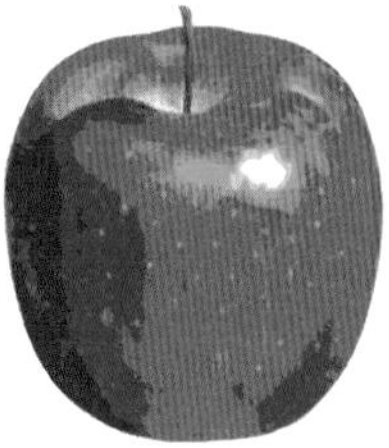

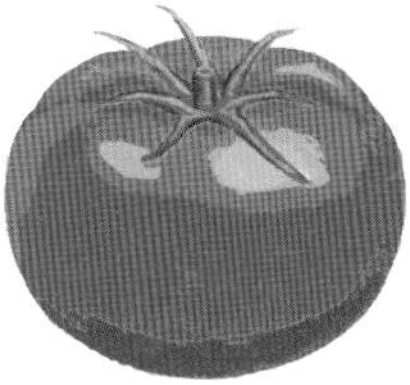

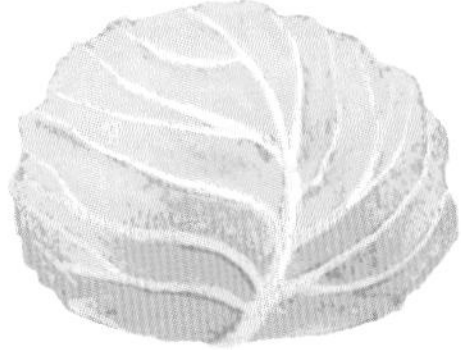

食材と
栄養素の話

監修
管理栄養士
牧野直子

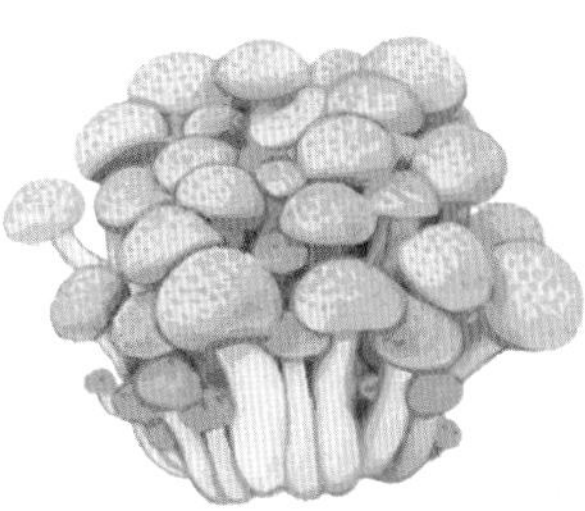

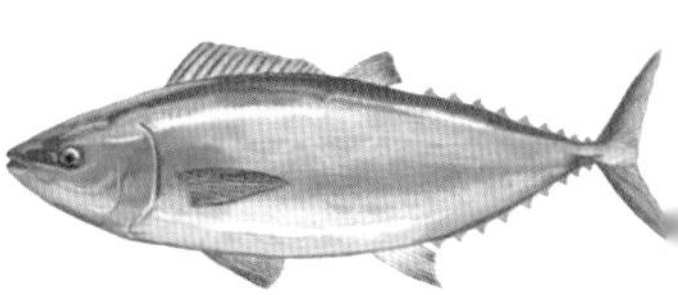

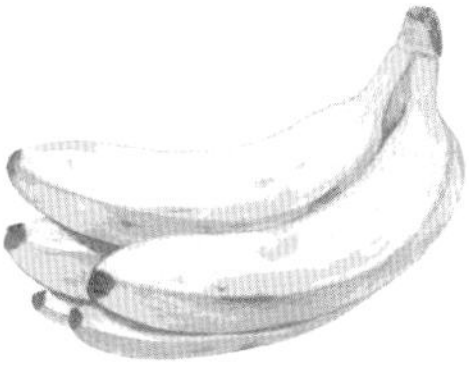

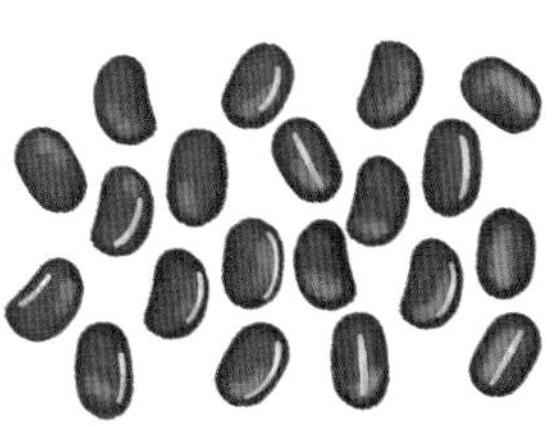

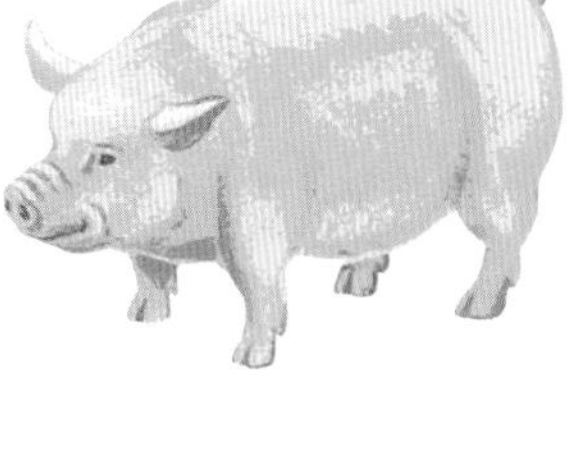

日本文芸社

CONTENTS

PART 1 最新研究でわかった！栄養素の新常識

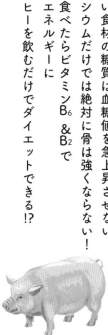

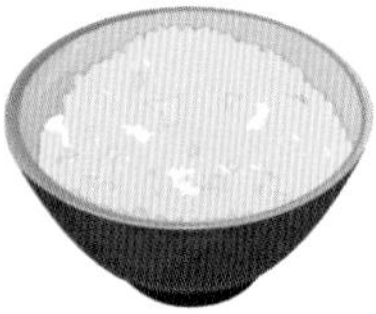

PART 2 発掘！食材の効能あるある大事典

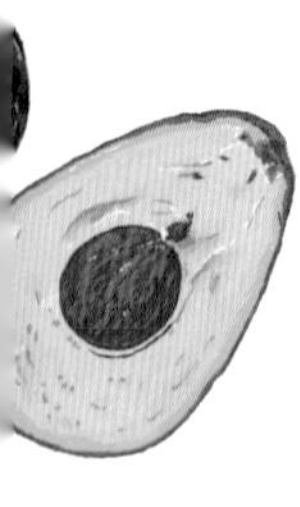

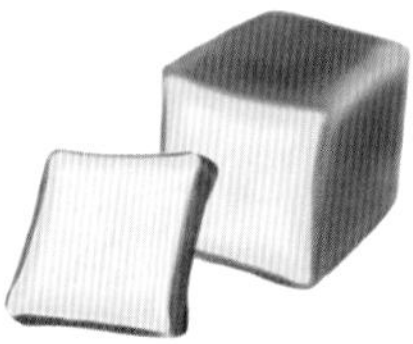

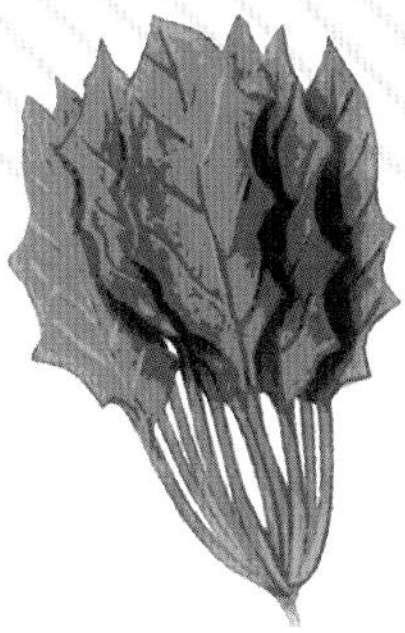

PART 3

吸収率がみるみる上がる！ 最強調理法公開

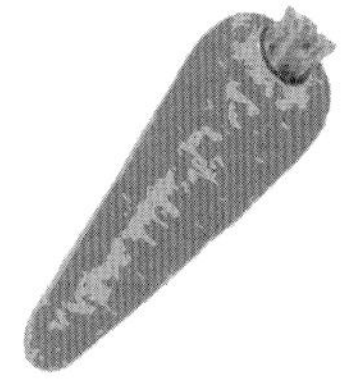

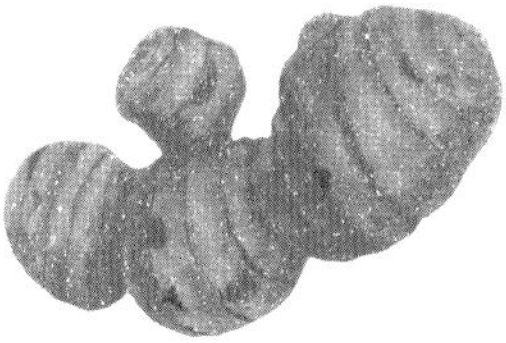

PART 4

栄養価をロスしない！ 冷凍&冷蔵保存術

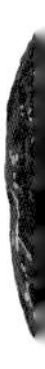

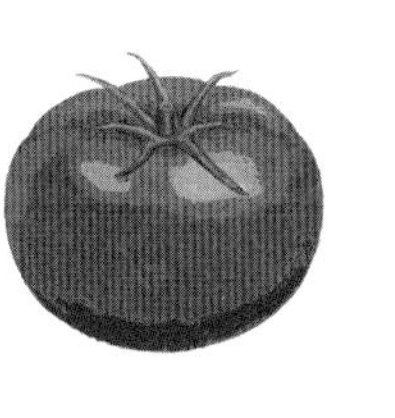

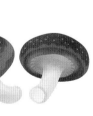

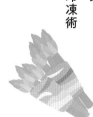

PART 1

世にも奇妙な
新型栄養失調から
食品表示の闇まで

栄養素の新常識

野菜、肉、魚がもつ栄養素の観点から見た食材の有用な使い方を紹介します。意外と知らなかった食材の効果を厳選して知ることができます。

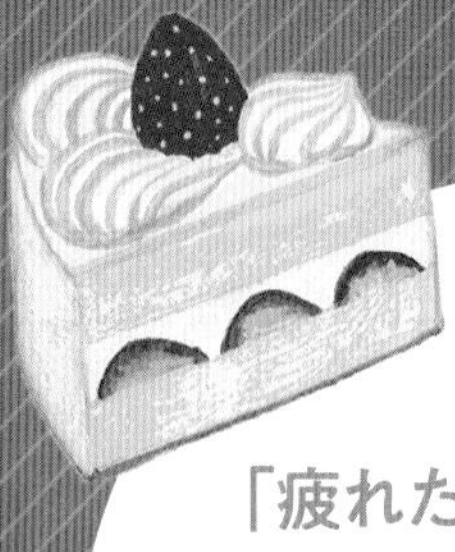

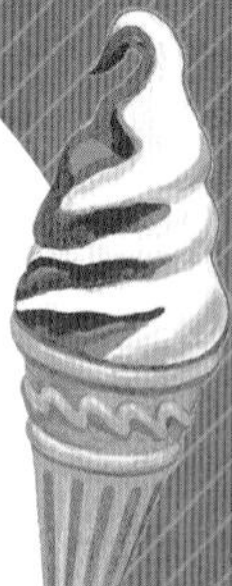

「疲れたら甘いもの」は逆効果になるかも

ストレスが溜まるとついつい食べたくなるのが甘いものですが、糖質は急に摂りすぎると逆効果になるので、摂り方に注意が必要です。

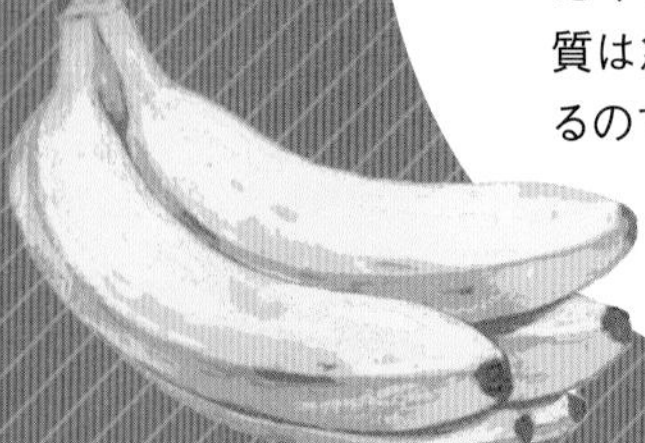

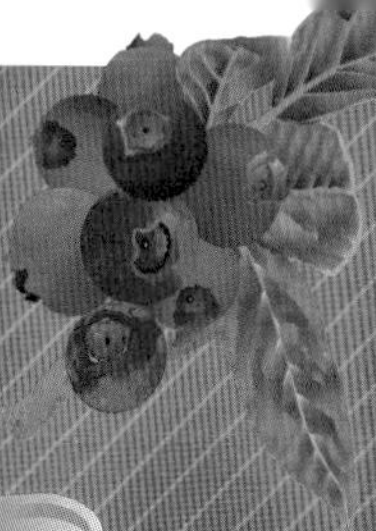

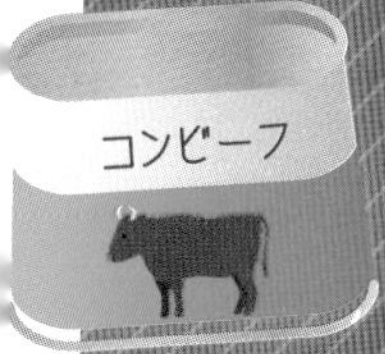

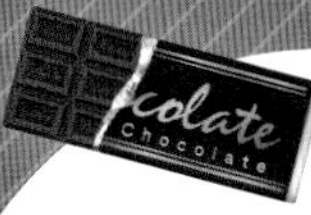

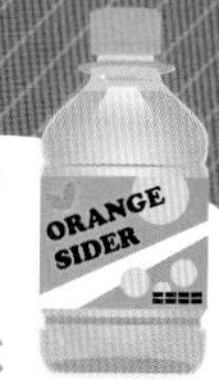

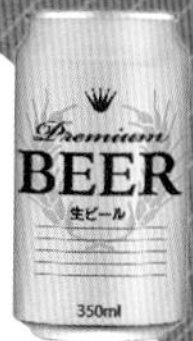

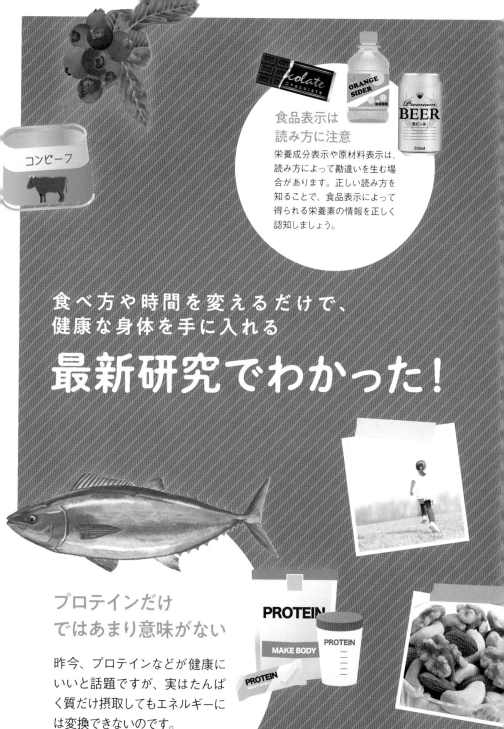

食品表示は読み方に注意

栄養成分表示や原材料表示は、読み方によって勘違いを生む場合があります。正しい読み方を知ることで、食品表示によって得られる栄養素の情報を正しく認知しましょう。

食べ方や時間を変えるだけで、
健康な身体を手に入れる

最新研究でわかった！

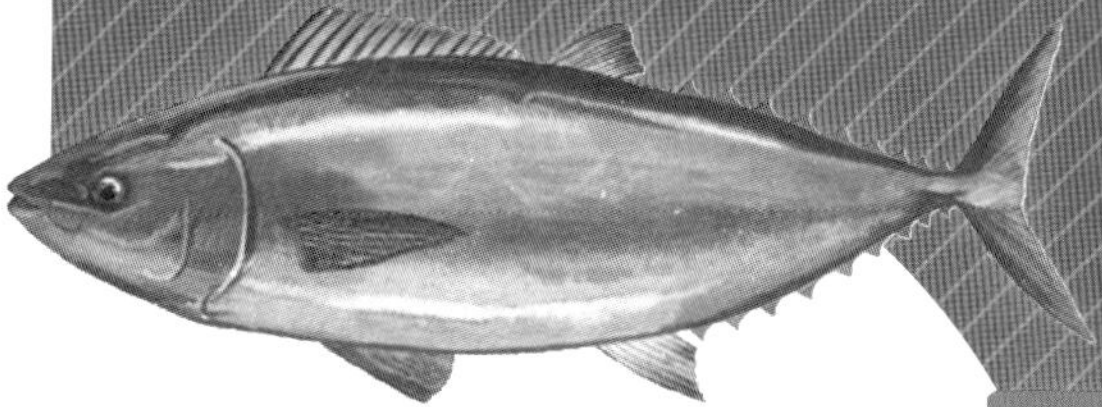

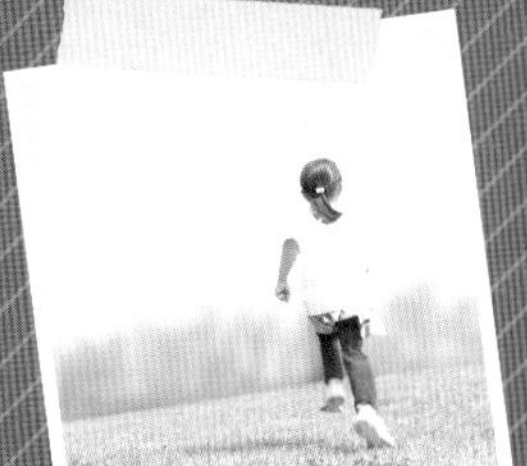

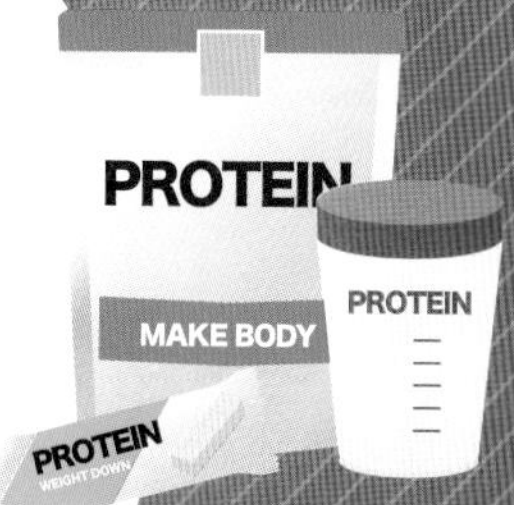

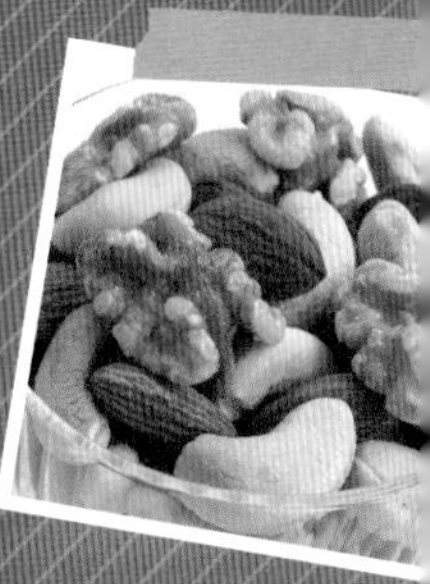

プロテインだけではあまり意味がない

昨今、プロテインなどが健康にいいと話題ですが、実はたんぱく質だけ摂取してもエネルギーには変換できないのです。

高カロリーでも栄養ゼロ!?
新型栄養失調の恐怖

現代人の食生活は糖質&脂質過多！

いつもの当たり前が、実は不健康かも!?
現代人は栄養不足になりがち

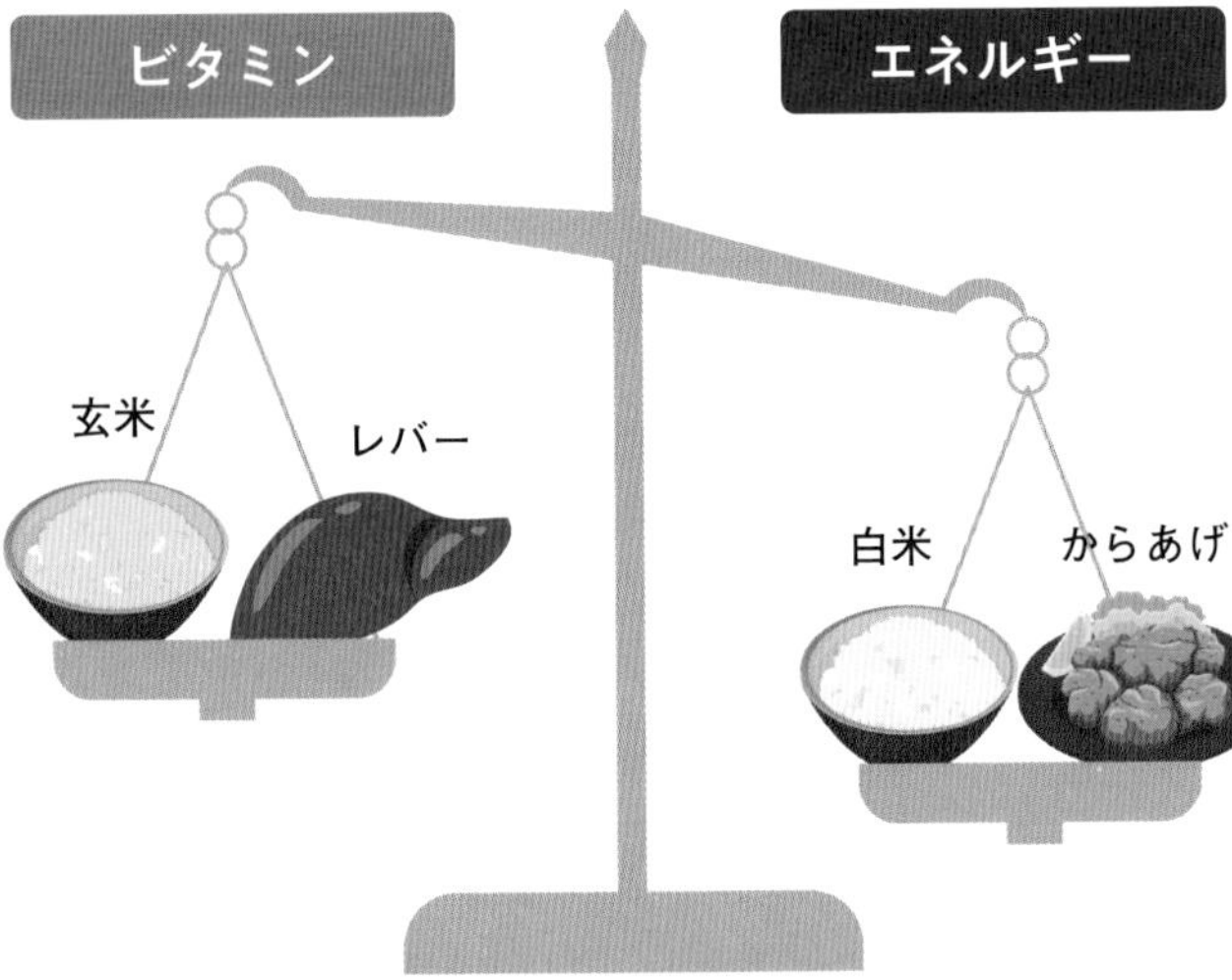

現代人は、コンビニ惣菜やファストフードの利用が習慣化されて、エネルギーは十分に摂取しているが、食物繊維やビタミンが不足しがちな偏った食生活になりがち。

ビタミン、カルシウムを摂取しないと悪循環に

現代は食生活が豊かになり、食料に困ることはない時代になりましたが、かわりに食生活のバランスが悪い人が増えています。

コンビニやファストフードのご飯では糖質や脂質を摂りすぎる傾向にあります。ビタミンや食物繊維、カルシウムの摂取量が少なく、栄養不足になるのです。栄養の偏りによる「新型栄養失調」に気をつけましょう。

足りない栄養素は食物繊維とビタミンB群

ご飯、パンをエネルギーに変えるビタミン B_1

炭水化物をエネルギーに

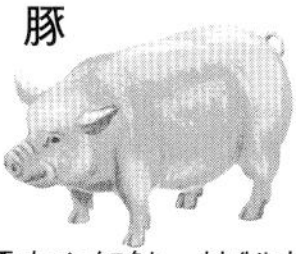
豚

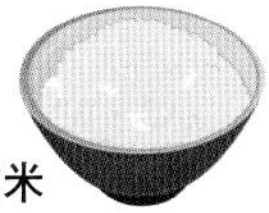
玄米

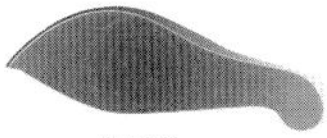
紅鮭

豚肉や紅鮭、精製度の低い穀類に含まれるビタミン B_1 は糖質を代謝し、エネルギーに変換します。糖質はエネルギーにできないと脂肪に変わります。

欠乏すると…

- 脚気
- ウェルニッケ脳症
- 疲れやすい　など

肥満やイライラなどの他、極端に欠乏すると歩行や意識に障害を起こしてしまう場合があります。

肉や油をエネルギーに変えるビタミン B_2

脂質をエネルギーに

レバー

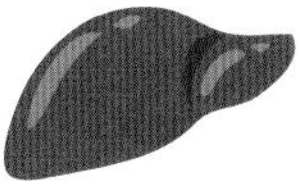

イワシ

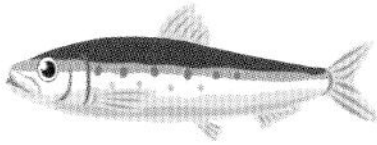

牛乳

レバーやうなぎなどのスタミナ食にたくさん含まれるビタミンB2は、脂質をエネルギーに変換します。

欠乏すると…

- 口内炎
- 冷え性
- 便秘　など

ビタミン B_2 が不足すると甲状腺の活性を維持できず、新陳代謝が乱れて冷え性や便秘、口内炎などになりやすくなります。

食物繊維とビタミンたっぷりの野菜・フルーツ

食物繊維は腸内を整える

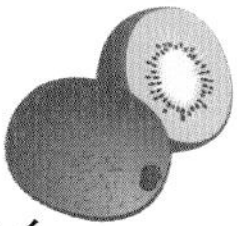
キウイ

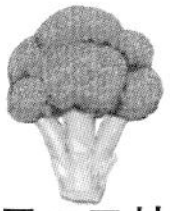
ブロッコリー

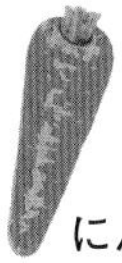
にんじん

食物繊維は、胃や小腸で消化されずに大腸まで届き、腸内環境を整える効果があります。血糖値の急上昇を抑制する効果もあります。

欠乏すると…

- 糖尿病
- 便秘
- 痔　など

食物繊維が不足すると腸内環境が悪化して、便秘や痔になり、生活習慣病のリスクも高まります。

栄養成分、原材料 etc.——食品表示のパッケージは

食品表示の3大注意事項

- 栄養成分表示「g 当たり」表記に注意
- 原材料表示の順序は配合量の多い順
- ゼロの表記は要注意

栄養成分表示　100g 当たり

エネルギー	160kcal
たんぱく質	4.5g
脂質	5.6g

成分表示の単位は一定じゃない

100g 当たり 100kcal

内容量　300g

全部食べたら 300kcal

成分表示は必ずしも1食分や全量当たりで表記する必要はなく、商品によって違うので気をつけたいところ。

「100g当たり」は1食分ではない

食品表示の見方を知ると正しく成分を判断できる

栄養や健康のことを考える時に真っ先に見るべきなのは、たいていは裏面に記載されている栄養成分表示と原材料表示です。ところがこの表示がまるでトリックのようにわかりにくいことがあります。栄養成分表示が全量当たりでなかったり、ラベル表記が健康的でも、実は健康を害する要素が多分に含まれていることもあります。栄養成分表示と原材料表示の正しい見方を知り、本当の栄養バランスを考えて食品を買いましょう。

裏面にヤバイ真実あり

原材料表示は量の多い順

原材料名	小麦、砂糖、でん粉、しょうゆ／調味料（アミノ酸）、甘味料（ステビア）…

原材料表示の順番は、含有量の多い順番です。砂糖などが極端に前にある場合は注意が必要。「／」以降は添加物の表記。

「／」以降は添加物の表記

糖質0でもプリン体0とは限らない

糖質0

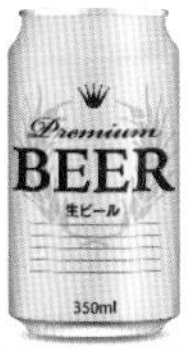

糖質0ビールでも、人工甘味料やプリン体がたっぷりの場合もあります。

プリン体、人工甘味料チェック

糖質入っているかも

糖類0は糖質0とは別物

糖類0

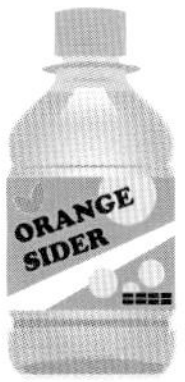

『糖類0』表記では糖質を含む場合があるので気をつけましょう。

0 kcal

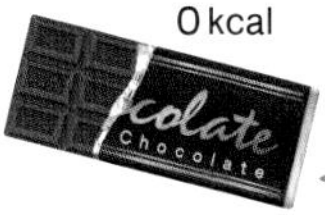

人工甘味料は肥満を促す

カロリー0でも、人工甘味料は肥満の原因になるとも言われています。

0表記には御用心

ラベル表記が0でも、他の成分がしっかり含まれていて結果的に不健康かもしれない食品があります。しっかりチェックして買いましょう。

世界の表示基準は日本より厳しい

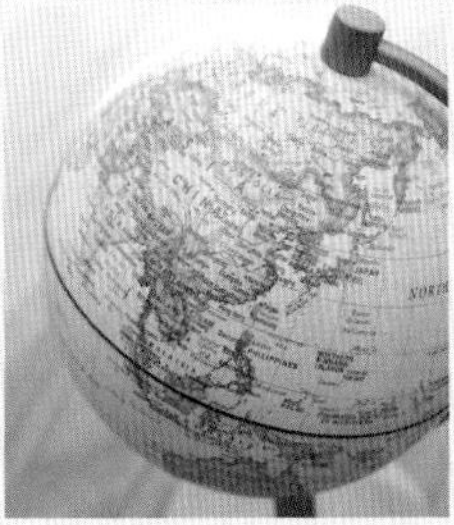

日本は安心安全なイメージが強いですが、殊に食品の表示や規制に関しては、諸外国に遅れをとっている傾向にあります。欧米では、アレルゲンや添加物の表示義務基準がより細かいのに対し、実は日本の表示基準は非常に緩いのです。

産地やグルテンなど、日本では見られない項目が諸外国ではしっかりと表記されているのです。

何から摂取するかも超重要

プロテインだけ飲んでもダメ

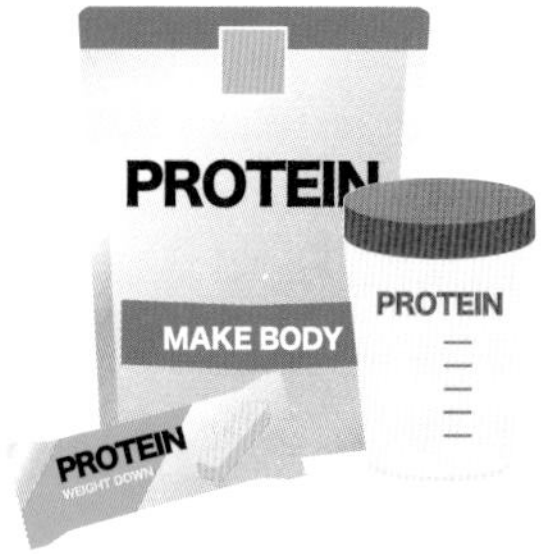

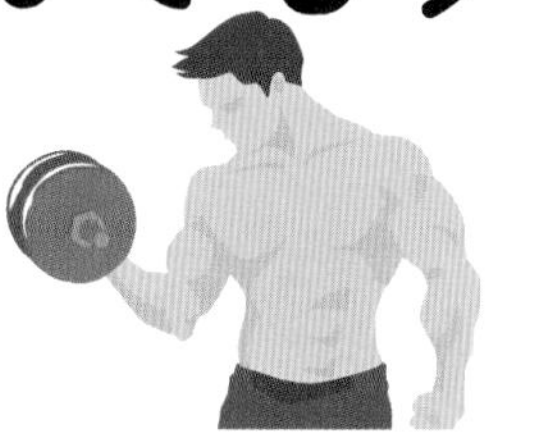

筋トレなどエネルギーを過剰に消耗する際にはちょうどいいサプリ。

筋肉を増強するにはプロテイン

プロテインってナニ？

プロテインとは日本語にするとたんぱく質のことですが、主に現在はたんぱく質を補うためのサプリメントを指します。日本人のたんぱく質の摂取量が年々減ってきていることから、昨今注目されています。

たんぱく質×ビタミンB_6
＝
エネルギー代謝

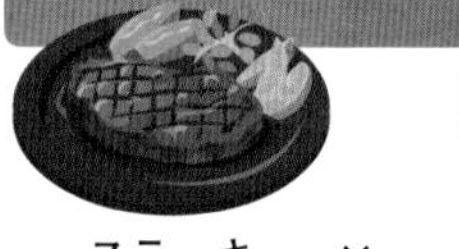

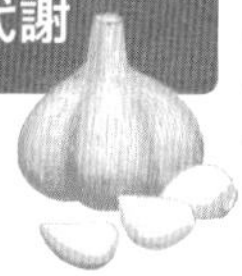

ステーキ　×　にんにく

たんぱく質だけでは、筋肉はできません。ビタミンB_6をはじめとする他の栄養素も欠かせません。

たんぱく質と一緒に他の栄養素も

美容や健康の側面から新たなブームになっているたんぱく質。確かにたんぱく質は筋肉だけではなく肌ツヤなどの美容面でも効果的に働きますが、プロテインなどでたんぱく質だけ摂取してもあまり意味がありません。たんぱく質はビタミンB_6をはじめ、いくつかのビタミンによって筋肉やエネルギーに変換されます。筋トレのような激しく消耗する場合をのぞき、理想は日々の食事からたんぱく質を摂ること。他の栄養素を含む食材と一緒にバランスよく食べることで円滑に吸収することができます。

アミノ酸スコアとは？

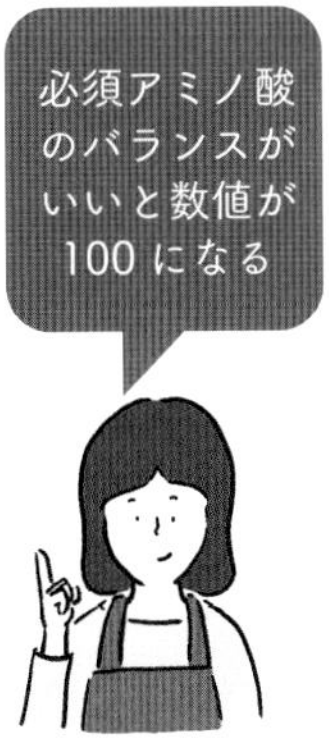

アミノ酸スコアは、食材に含まれる必須アミノ酸の量を数値化したものです。たんぱく質は体内でアミノ酸に分解されて吸収されるため、このスコアはたんぱく質の「質」を見極める指標とも言えます。100に近いほど理想的とされています。

アミノ酸スコア100の食材

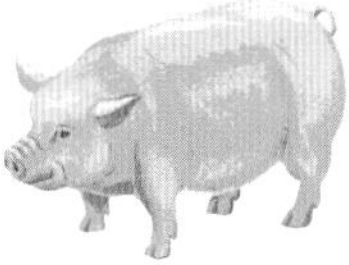

肉
肉のたんぱく質はバランス○

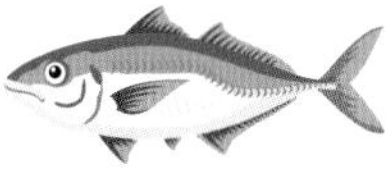

魚
魚が主食の日本食はいい

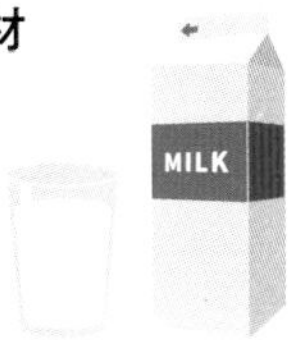

牛乳
牛乳はカルシウムも補える

たんぱく質の過剰摂取は悪影響も

過剰摂取は、体調不良や病気の原因になる。

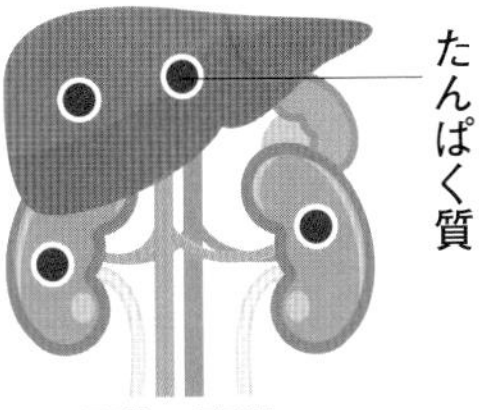

肝臓、腎臓に重い負担

たんぱく質を処理しきれない

腎結石になる場合も!?

たんぱく質＋ビタミンB_6を含む食材も！

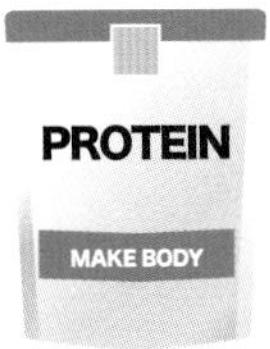

プロテイン

たんぱく質のみ

プロテインを飲む場合は他の栄養素も摂る。

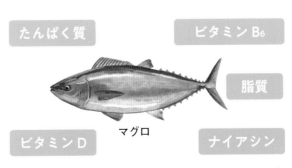

たんぱく質　**ビタミンB_6**

脂質

マグロ

ビタミンD　**ナイアシン**

マグロにはビタミンB_6の他、多様な栄養が含まれ、単体でエネルギーや筋肉を生成できる。

脂肪細胞を育てないために

肥満の原因は3歳までの栄養バランス

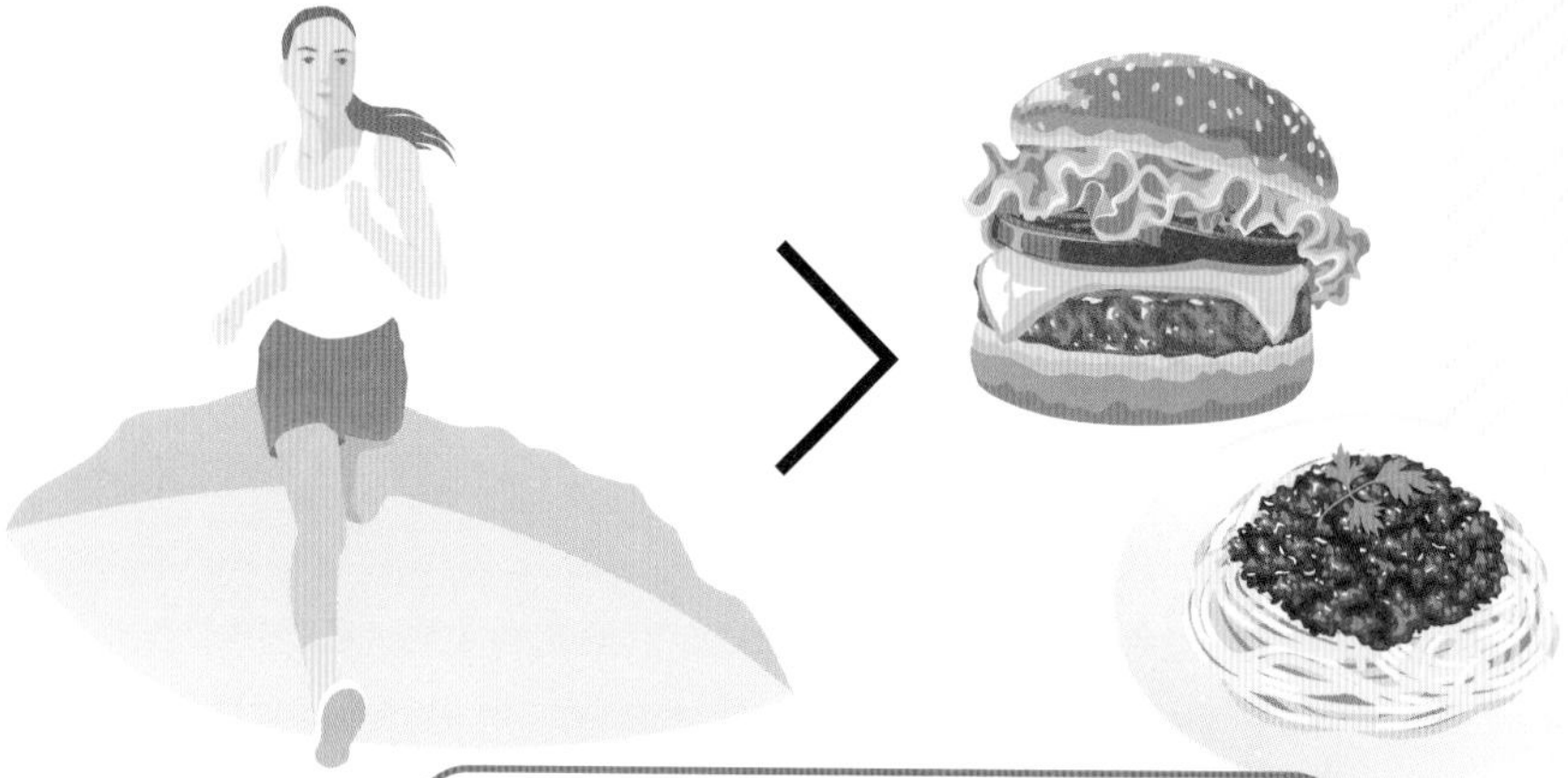

肥満の絶対方程式

1日の消費エネルギー（基礎代謝の低下も含む） ＞ 1日の摂取エネルギー

摂取エネルギーが消費エネルギーを超えると肥満に

3歳まで太らなければ大人になっても太りにくい

肥満というのは、人の体に脂肪を蓄積させる「脂肪細胞」が増えたり、肥大することで引き起こされます。その脂肪細胞の数は3歳までに決まるとされています。

幼児期に過剰に栄養を摂取していると脂肪細胞の数が増大し、やせてもその数は減らないのです。そうすると大人になっても太りやすい体質になります。

また、大人になっても不摂生をして脂肪を溜めると、脂肪細胞はつくられ続けてしまいます。

日頃から食べすぎや食事のバランスに注意して脂肪細胞が増大するのを防ぎましょう。

3歳までの環境が大切

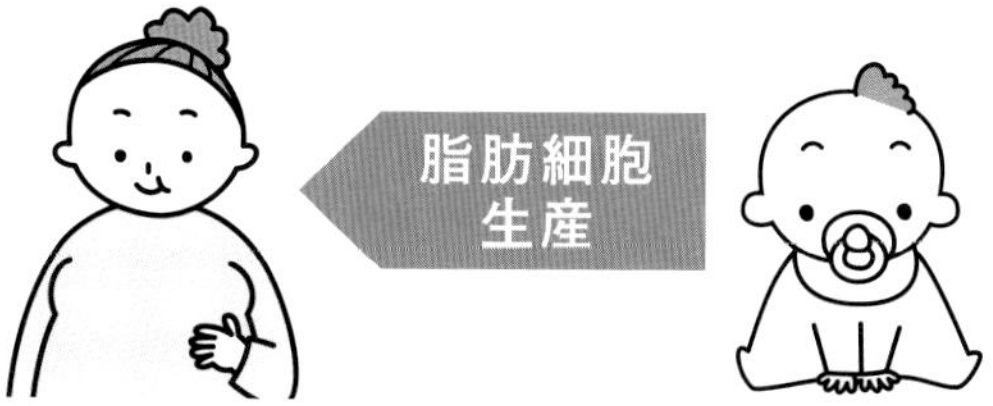
脂肪細胞
生産

肥満体質

乳幼児

3歳までに栄養過多だと脂肪細胞はたくさん生産され、大人になっても減ることはない。

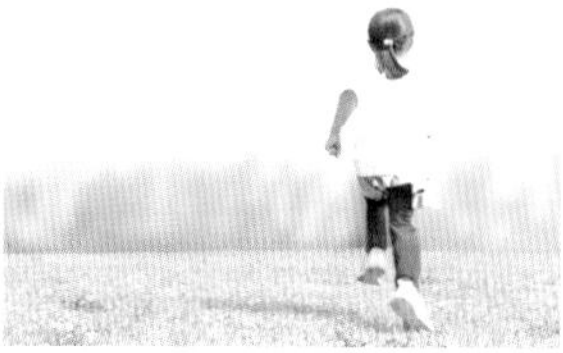

幼児には
バランスのいい食事を

子供はたくさんのエネルギーを消費するのでしっかりと適度なバランスの栄養を与えたい。

肥満体質は遺伝する？

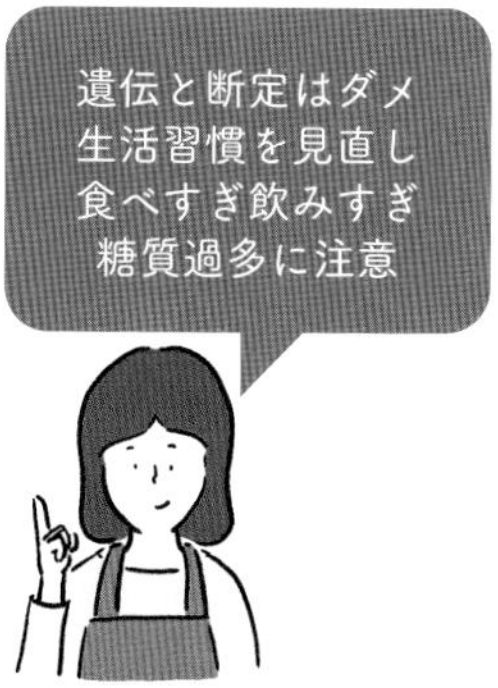
遺伝と断定はダメ
生活習慣を見直し
食べすぎ飲みすぎ
糖質過多に注意

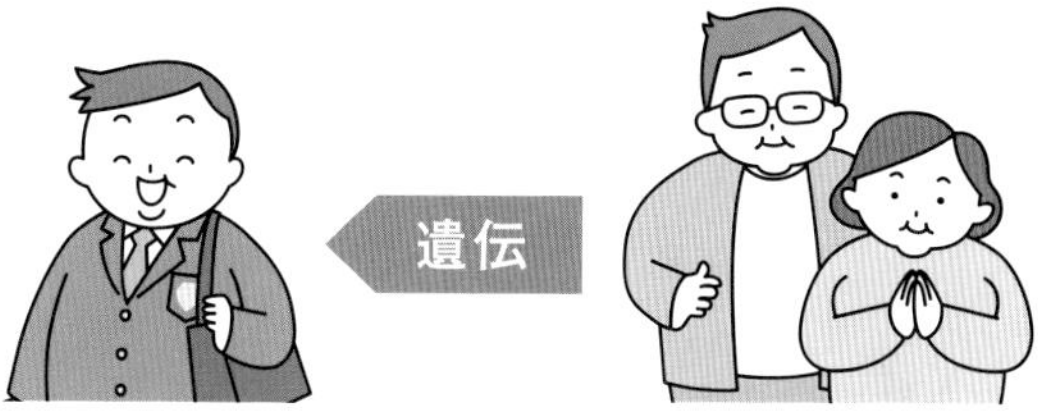
遺伝

子も肥満

親が肥満

エネルギー代謝がうまくいかない体質が遺伝する場合もあるが、生活習慣が同じであるための後天的な場合も多い。

STOP 肥満！生活習慣の整え方

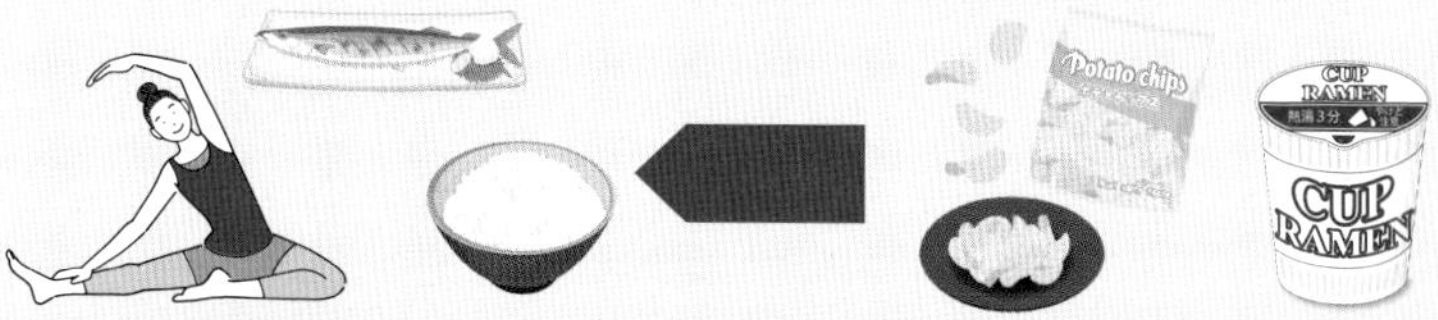

手作り惣菜＆エクササイズ

適度な運動と野菜をたっぷり取り入れた手作り料理が○。

コンビニご飯＆だらだら生活

体を動かさずにネット依存＆バランスを欠いたコンビニご飯＝肥満。

ランチスイーツと夜のデザートは×

起床後6時間は脂肪が増えにくい

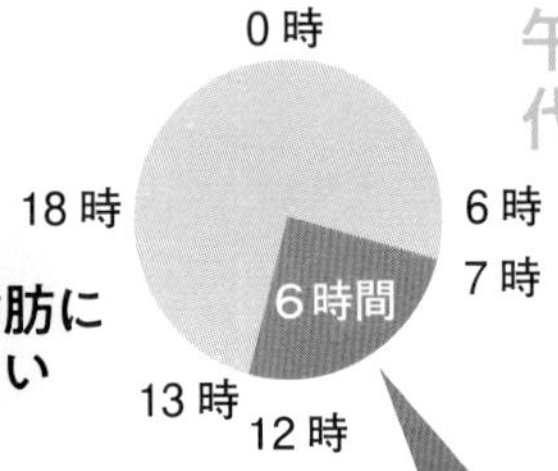

だから脂肪にならない

午前中は代謝が活発

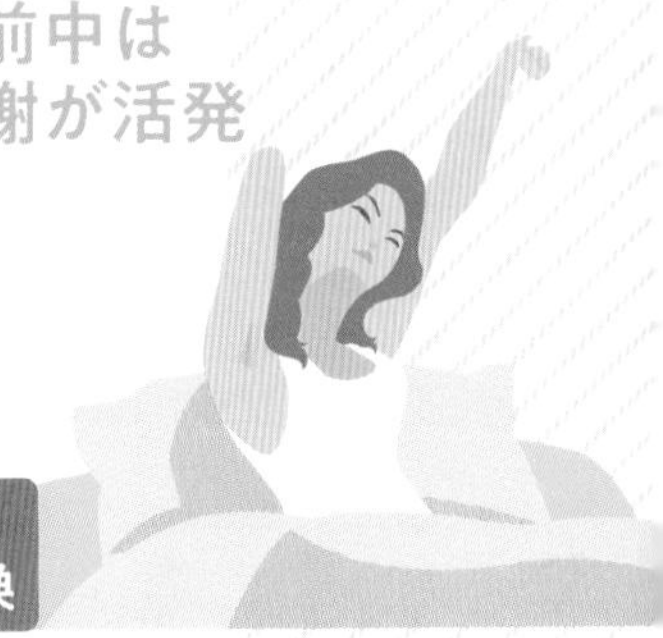

食物をどんどんエネルギーに変換

午前中は、BMAL1が減少し、代謝が活発になる時間。

ランチタイムは代謝のゴールデンタイム

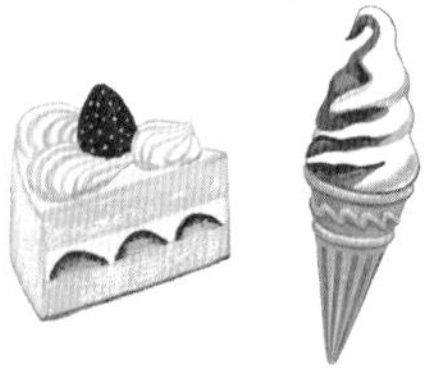

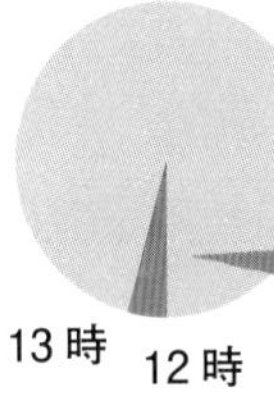

代謝がMAX

スイーツはランチタイムに。

たくさん食べてもエネルギーになる時間

ランチタイムは代謝が最も活発になる。

脂肪を増やすBMAL1と代謝のピークに注目

スイーツは肥満の大敵ですが、最適な時間に摂取すれば脂肪化を防ぐことができます。人の体内には脂肪を増やす働きのある「BMAL1」というたんぱく質があります。このたんぱく質が活発に働く夜の時間は、脂肪がつきやすくなります。BMAL1は、朝から午後にかけて働きが弱くなり、おやつの時間にもっとも弱まります。

また、午前からランチタイムは最も代謝が盛んで脂肪がつきにくい時間帯です。

3時のおやつで罪悪感ゼロ

肥満遺伝子BMAL1活性タイム

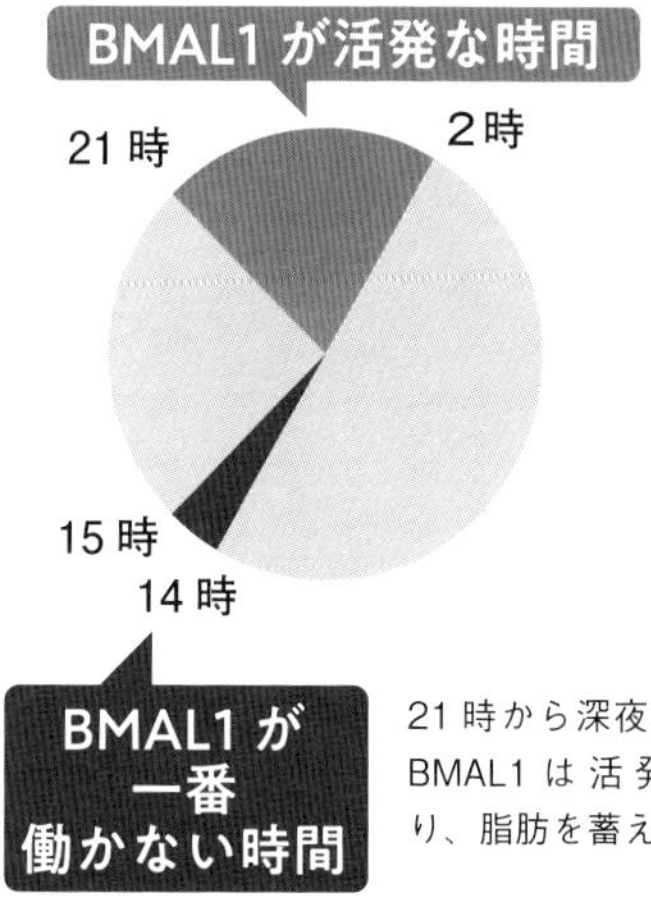

21時から深夜2時にBMAL1は活発になり、脂肪を蓄えます。

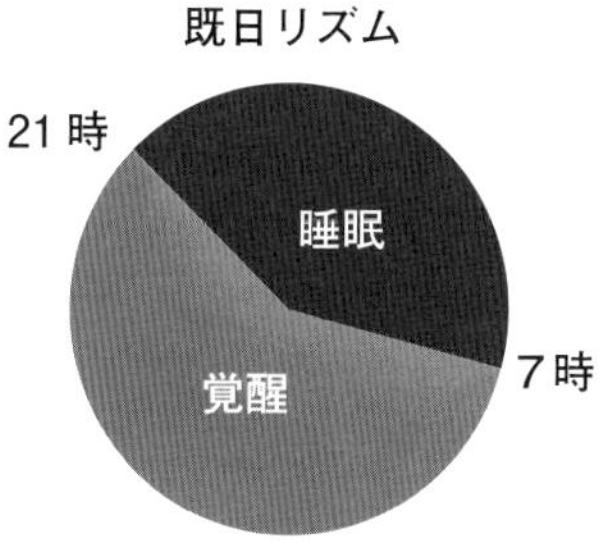

体内時計を崩さないことも、脂肪を溜め込まないために大事。

体内リズムを乱さない生活を

BMAL1&代謝ピークで考える理想の時間割

朝

早起き

日光浴

しっかり朝食

朝早起きして体内リズムを整え、代謝がいい時間にしっかり食べましょう。

昼

12～13時に食事

代謝ピークタイム

ガッツリランチ

デザートOK

代謝はピークを迎え、BMAL1も働きにくいので、甘いものもOK。

夜

17～18時に夕食

BMAL1強まる

21時以降は食べない

早寝

早めに夕食を摂り、できるだけ夜は甘いものを避けましょう。

おやつ

14～15時が◎

BMAL1最弱タイム

スイーツOK

BMAL1が一番弱まる時間なので、スイーツはこの時間に。

ベジファーストはもはや常識
カーボ《炭水化物》ラストでやせやすくなる！

血糖値の急上昇＝脂肪化

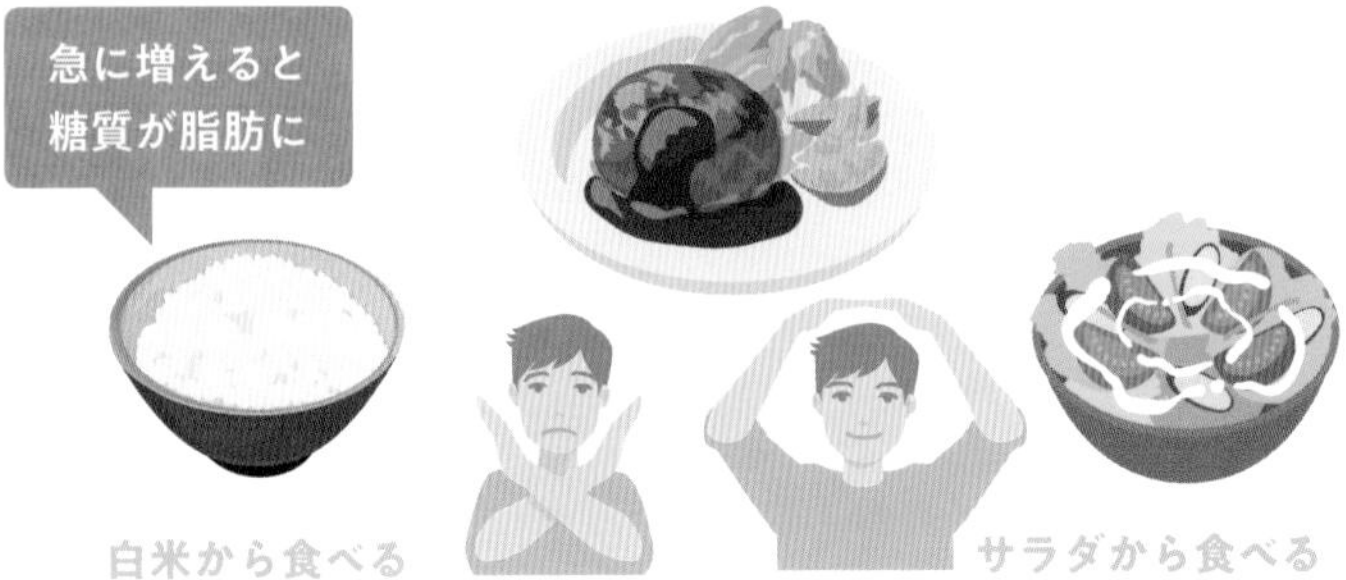

急に増えると
糖質が脂肪に
白米から食べる
サラダから食べる

糖質から食べると血糖値が急上昇し、糖が脂肪になりやすくなります。

野菜から食べると食物繊維が糖の吸収スピードを緩やかにします。

食べる順番だけで糖質の行き場が変化

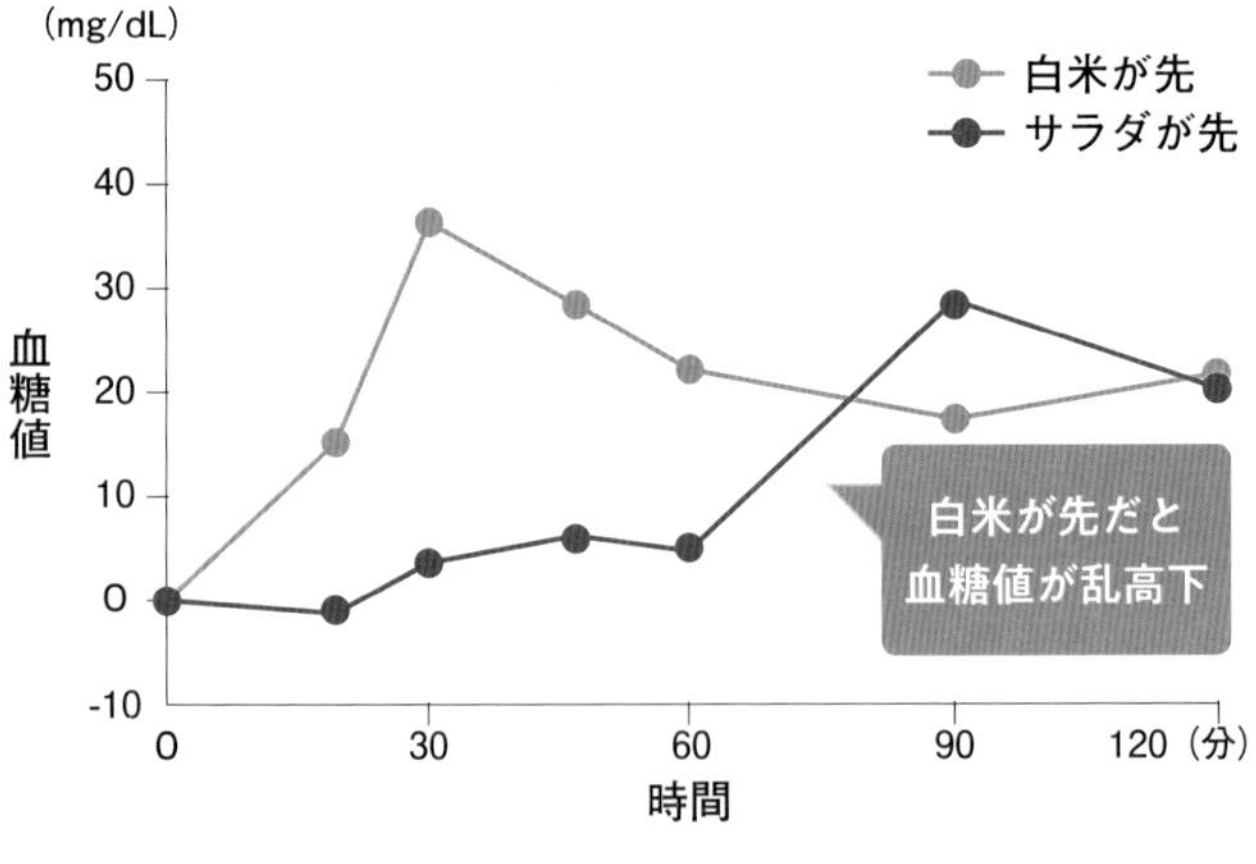

食べる順番を変えるだけで脂肪にならない場合も

人間はご飯やパンから糖質を摂取し、エネルギーに変えています。しかし、摂り方を間違えると血糖値が急上昇して脂肪になりやすくなります。血糖値が急上昇するとエネルギーに変換するインスリンの働きが追いつかず、糖が余ってしまって脂肪になるのです。おすすめは、食物繊維を先に食べること。血糖値の上昇が緩やかになり、糖を余すことなくエネルギーに変換しやすくなります。

白米から食べる人のプロセス

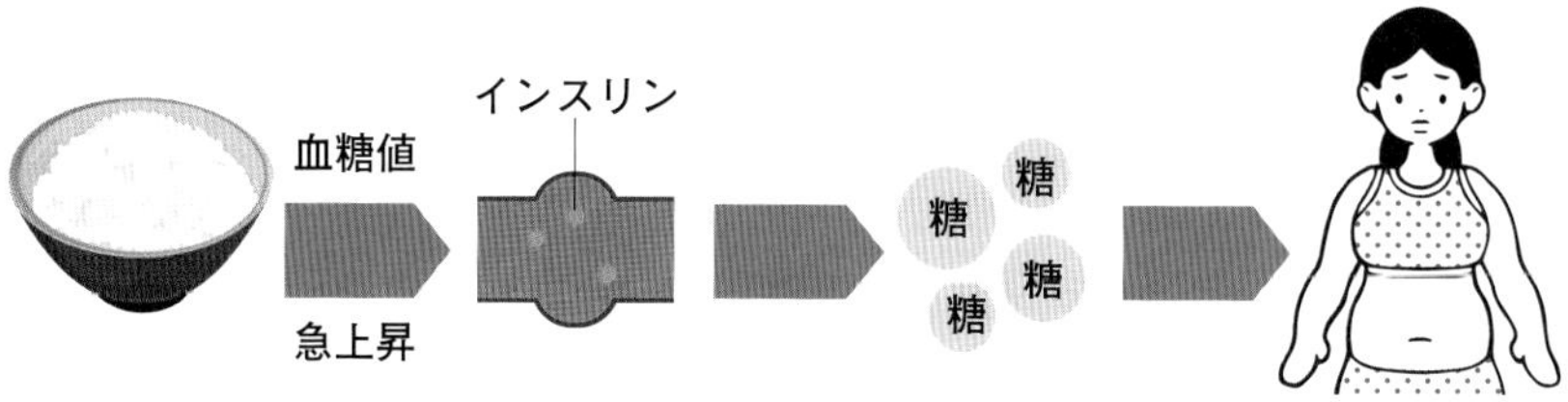

白米
パンや白米など糖質から食べると…。

インスリン不足
血糖値が急上昇してインスリンが糖を分解しきれない。

糖が余る
糖がエネルギーになれないまま余ってしまう。

中性脂肪化
余った糖は、脂肪に変換されて肥満の原因になる。

野菜から食べる人のプロセス

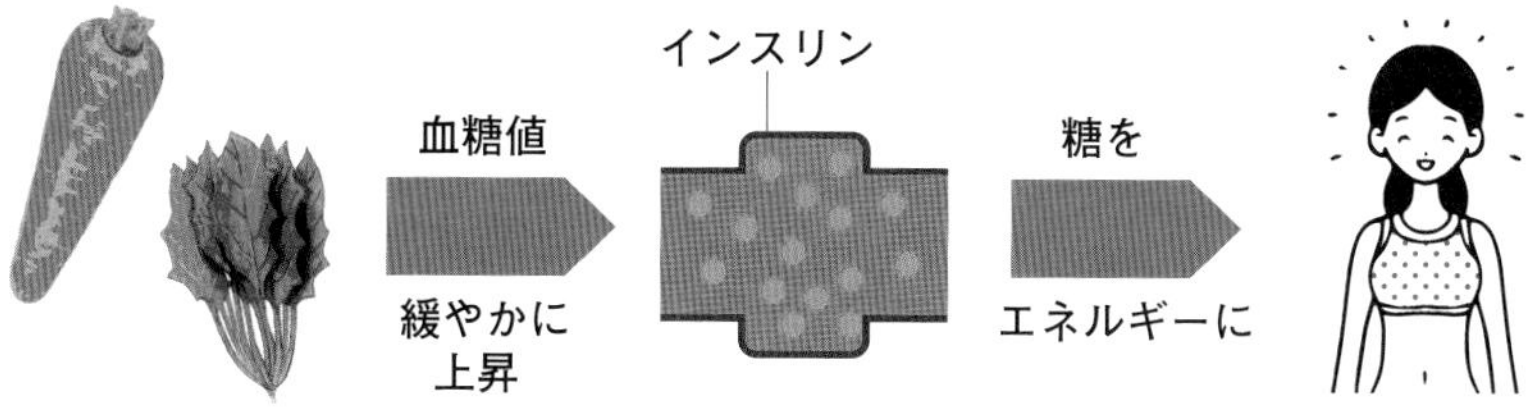

野菜
野菜などの食物繊維から食べると…。

インスリン充分
血糖値は緩やかに上昇するので、インスリンは十分に糖を分解できる。

脂肪になりにくい
脂肪になりにくいので、太りにくい体質になる。

カーボラストを意識しよう

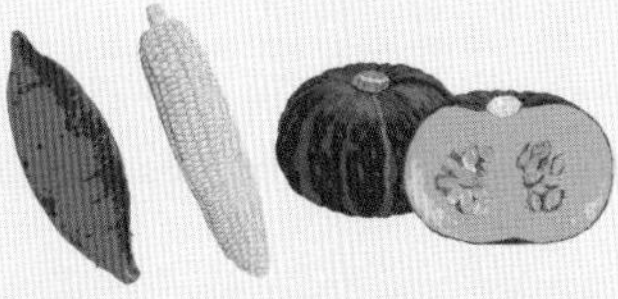

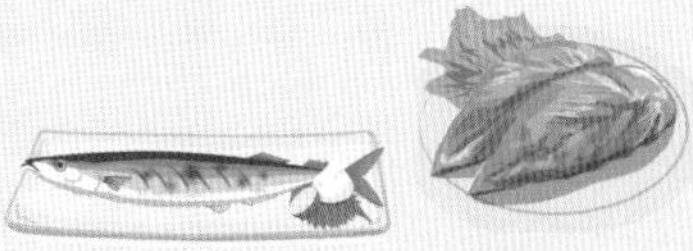

糖質の多い野菜に注意
カボチャやじゃがいもなど、野菜でも糖質が高い場合があるので、野菜なら全ていいというわけではない。

肉と魚ファーストもあり
昨今は野菜ばかりでなく、糖質を含まないたんぱく質を先に食べることも効果的とする「カーボラスト」の考え方もある。

栄養素がたっぷりで保存が利く

魚の缶詰は汁が旨味と栄養素の宝庫！

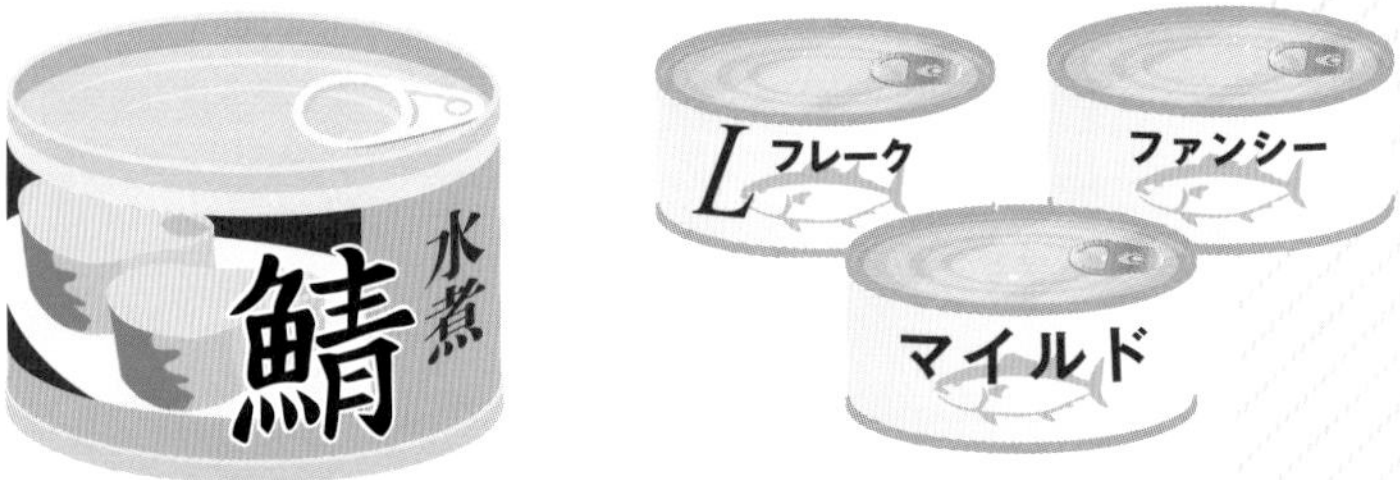

缶詰というといかにも保存食の典型という感じですが、実は保存料を使用していない、栄養素の詰まった健康食品なのです。

保存料無添加栄養満タンで長持ち！

意外と知らない缶詰のすごさ

汁にも栄養素が

捨てるなんて
もってのほか！

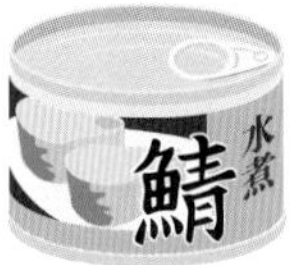

缶詰の汁まで使えば、栄養素がとても豊富になります。

保存料は使っていない

真空パック
加熱処理で保存

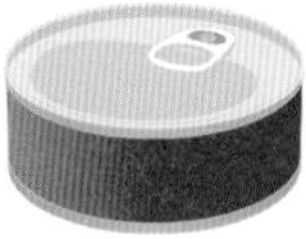

缶詰は保存料を使わずに真空パックと加熱処理で保存されます。

一度開けたら別容器へ

缶詰は開けると
酸化がはじまる

開封したあとは、酸化が早いのですぐに別容器に移しましょう。

長期間保存可能

1年以上
保存できる!?

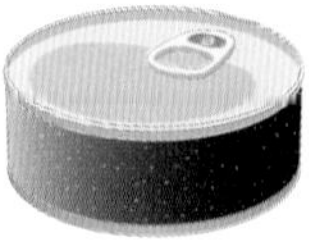

缶詰は通常の保存食以上に長期間保存が可能な場合があります。

缶詰の栄養素は切り身より多い

骨まで食べられるからカルシウム大

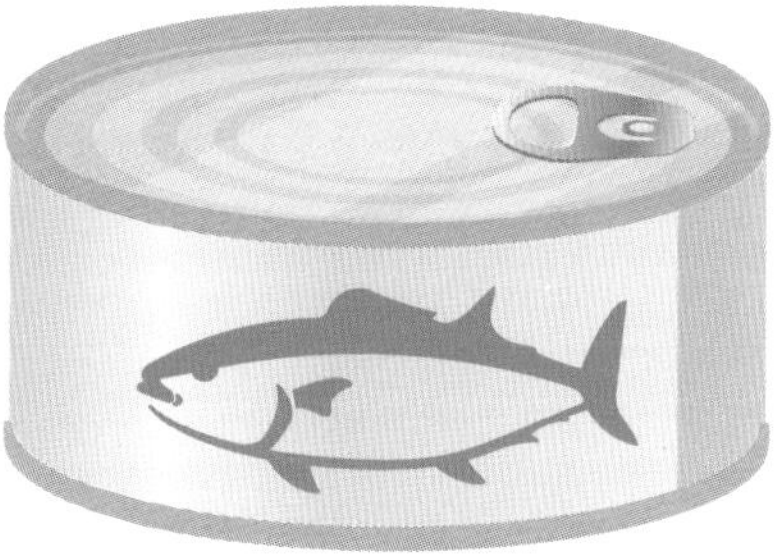

鯖缶やいわし缶は、汁に成分が溶け出し、骨まで食べられるので、普通の切り身より多くの栄養素が摂取できます。

ツナ缶3種は魚が違う

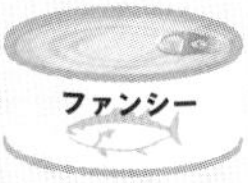

ファンシー

ビンナガマグロ
など

ビンチョウマグロで知られる寿司でも定番のマグロです。

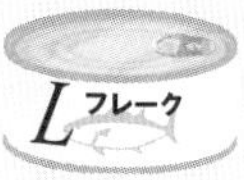

Lフレーク

キハダマグロ
など

ツナ缶の定番であり、最近は寿司ネタにもなっているマグロです。

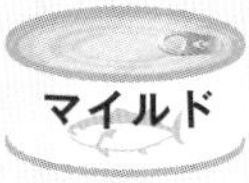

マイルド

カツオ

実はマグロではなく、カツオが使われていることは意外と知られていません。

コンビーフは低カロリーな牛肉

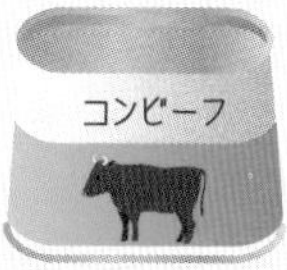

コンビーフ

コンビーフは実は、牛肉の脂肪分が少ない部分を缶詰にしているので、低カロリーなたんぱく質源なのです。

缶詰は保存期間が長く体にもいい健康食

昔ながらの保存食なので、つい軽く見られがちな缶詰ですが、実は栄養価が高く、保存料無添加という健康的な側面があります。

缶詰は食品衛生法で保存料や殺菌料を使ってはいけないことになっています。そのため缶詰は基本的に加熱処理して真空保存されています。

また、汁や油に栄養素が溶け出し、食材として食べるより栄養価が高いものも多いのです。ただし、油分や塩分は普通の食材より多いので使い方には注意が必要です。汁だけとり出して別の料理に使うのもよいかもしれません。

抗酸化作用で若返りが期待できるけれど…

ポリフェノールのアンチエイジング効果は数時間

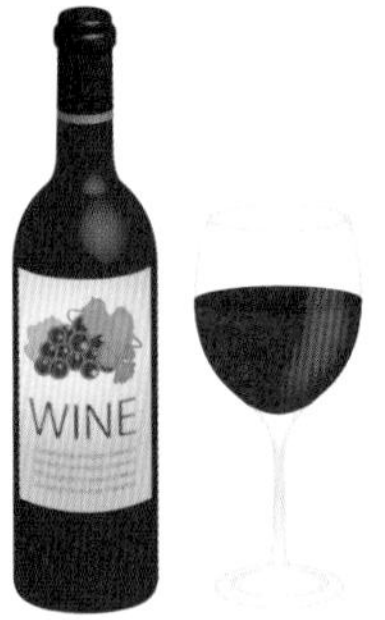

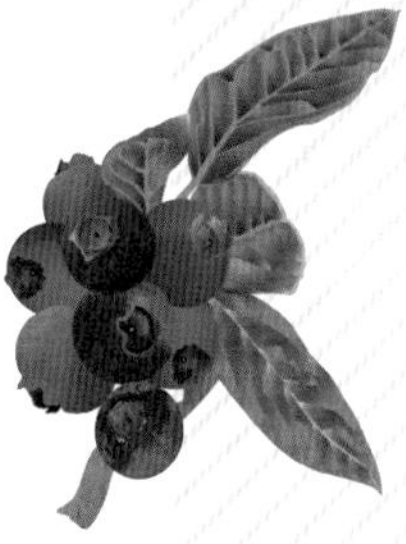

ブルーベリー

朝昼晩ちょっとずつ摂ることが大事

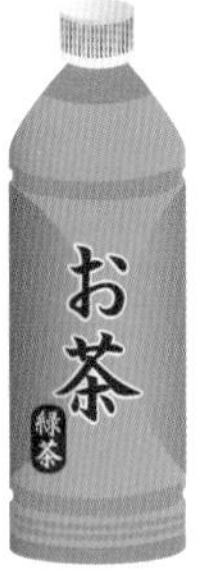

茶

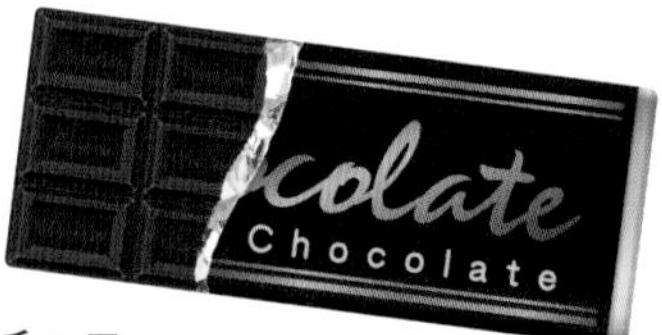

チョコ

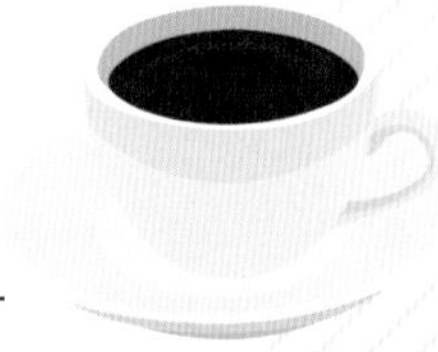

コーヒー

吸収されやすいが排出も早いのですぐなくなる

抗酸化作用が強く、殺菌作用や血行促進効果もあることで知られるポリフェノール。いわゆるアンチエイジングの効果がある機能性成分の一つです。

確かに非常に良質な栄養素ですが、水に溶けやすく吸収されやすいので、摂取して30分くらいで効果を発揮しますが、体内にはほとんど貯蔵されずに排出されてしまうのです。そのためポリフェノールの効果を維持したいなら、数時間おきに摂取する必要があります。コーヒーやお茶、赤ワインなどの飲み物に多く含まれるので、適宜摂取しましょう。

2時間でピーク、8時間で…

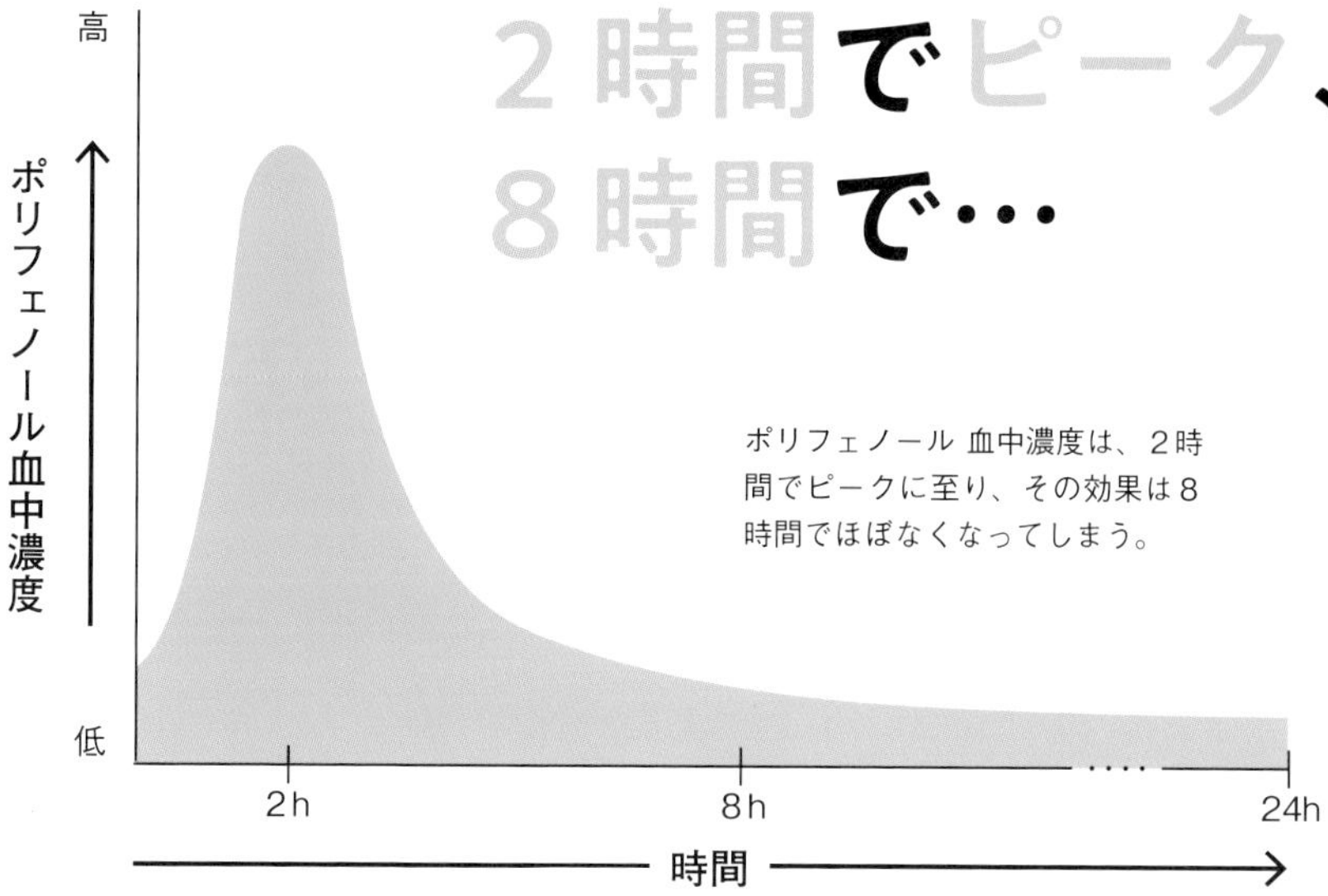

ポリフェノール 血中濃度は、2時間でピークに至り、その効果は8時間でほぼなくなってしまう。

ポリフェノールの3大効果

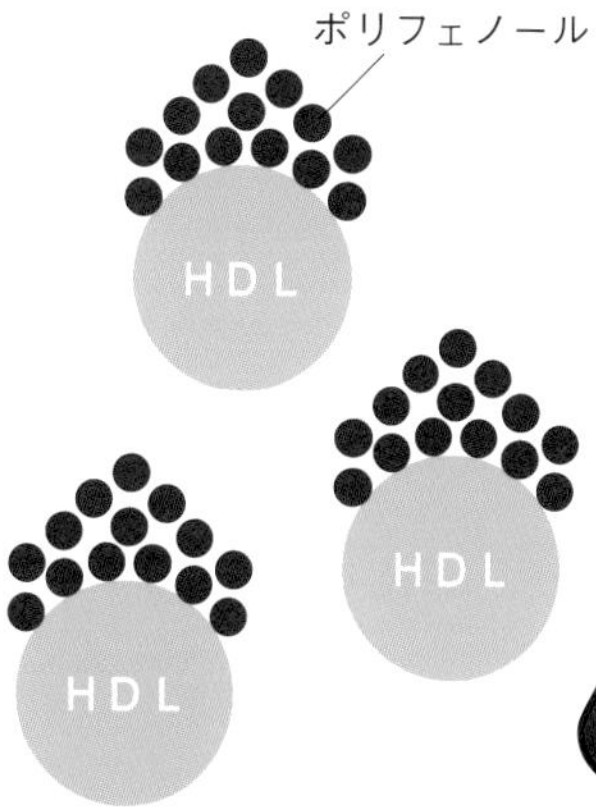

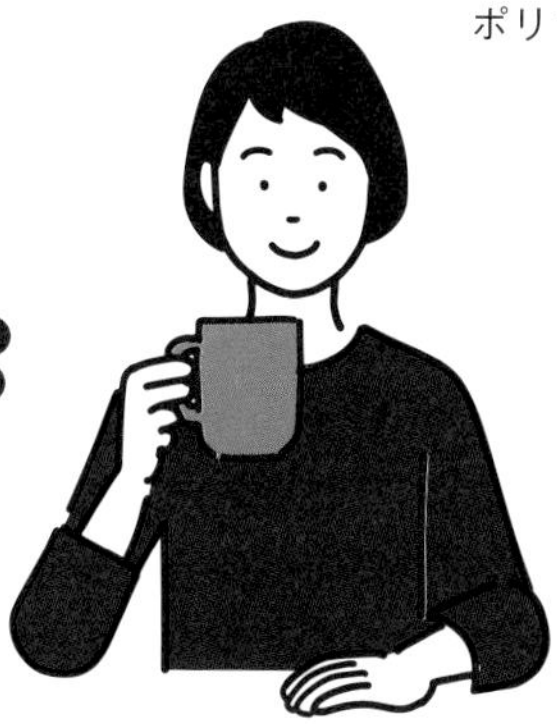

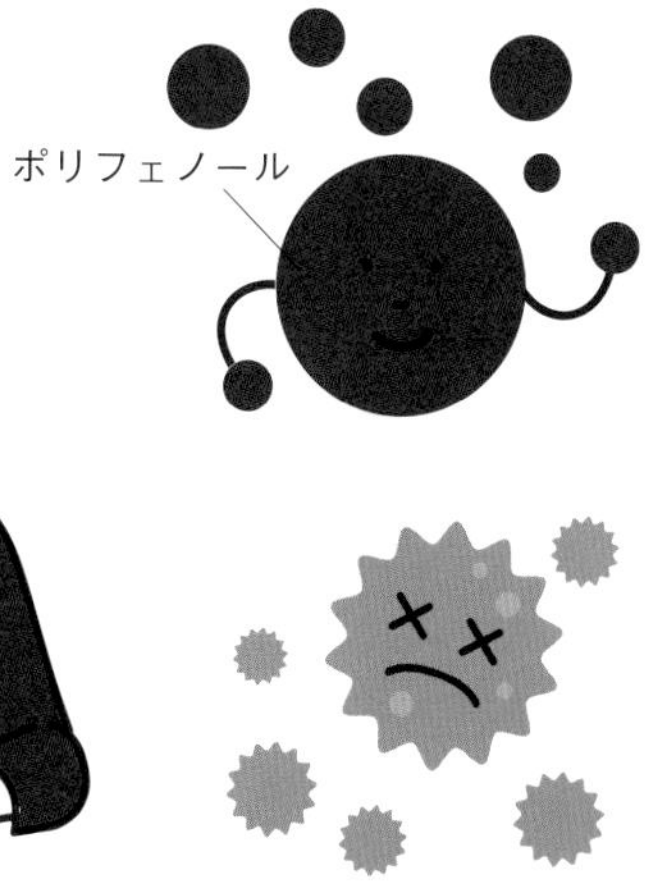

HDL活性化

HDL コレステロール＝善玉コレステロールを増やし動脈硬化を防ぎます。

血糖値抑制

糖の吸収を抑えて血糖値の急上昇を抑える働きがあります。

抗酸化作用

活性酸素の活動を抑制し、老化を防止する効果があります。

むしろ悪循環の引き金になる「疲れたら

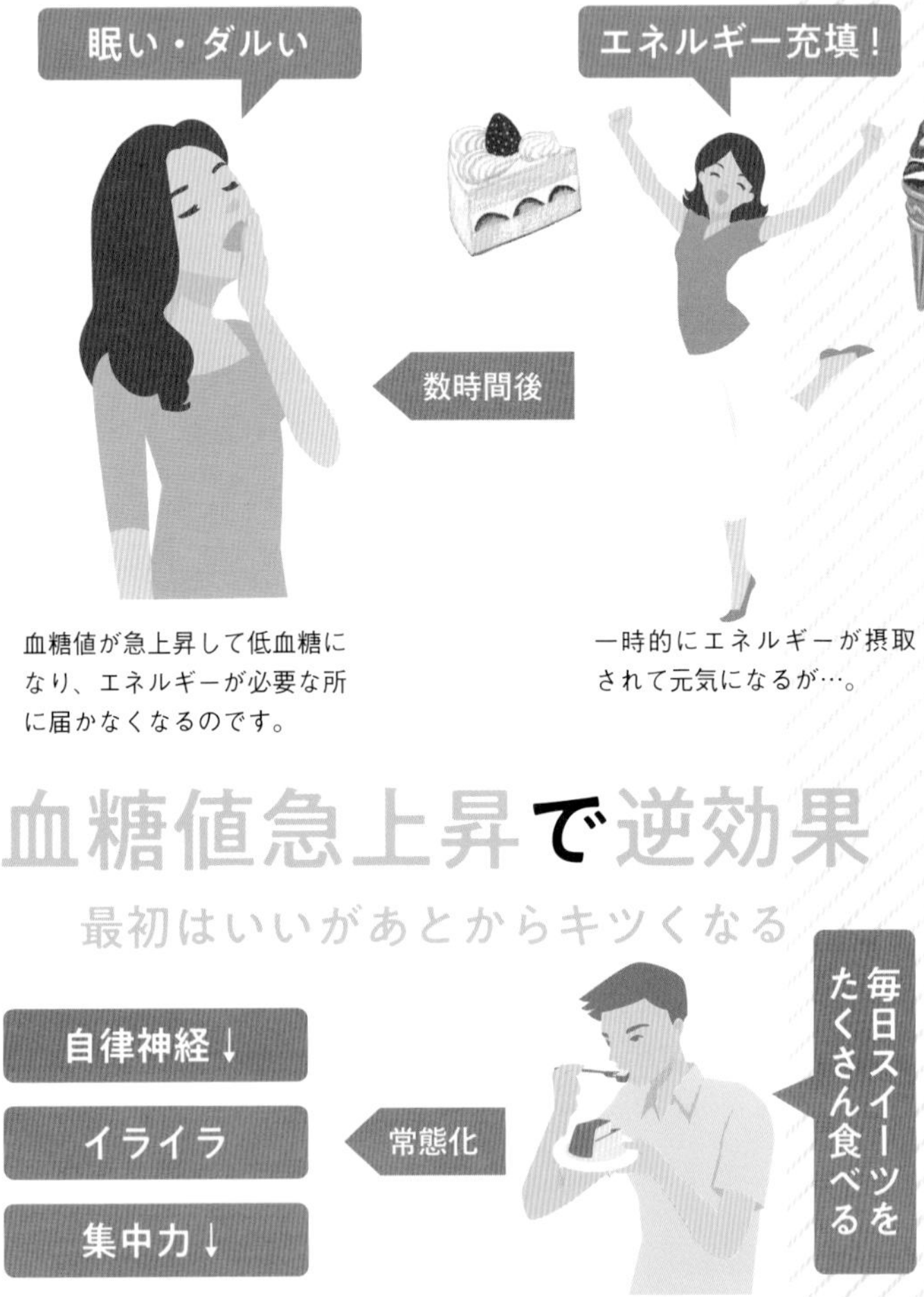

一時的にエネルギーが摂取されて元気になるが…。
眠い・ダルい

血糖値が急上昇して低血糖になり、エネルギーが必要な所に届かなくなるのです。
血糖値急上昇で逆効果
最初はいいがあとからキツくなる
毎日スイーツをたくさん食べる

甘いものを食べすぎると集中力が低下し眠くなる

脳はエネルギーを消耗すると糖分が欲しくなるものですが、ついストレスフルな状態で甘いものを食べすぎると、あとからダルさや眠さがやってきてしまいます。

また、糖質過多な状態を何ヶ月も続けると、自律神経のバランスを崩し、イライラしやすくなったりと、集中力を維持できない状態になってしまうことがあるのです。

このような糖質過多にならないためには、一度に大量のスイーツを摂取することに注意し、ナッツなど糖質をエネルギーに変換するビタミンB_1を多く含む食材を同時に摂取するとよいのです。

「甘いもの」は非効率

糖質過多で低血糖になる仕組み

スイーツ

1
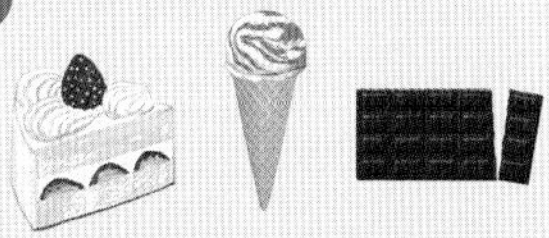

一度にたくさんスイーツ

甘くて糖質のたくさん入ったものを大量に食べます。

2
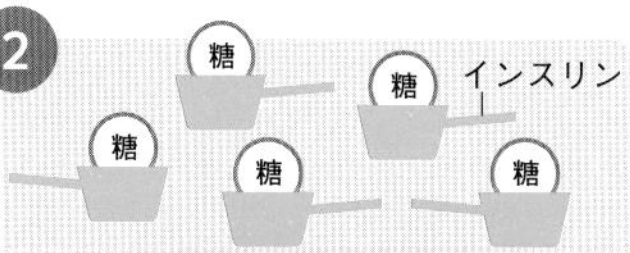

インスリン大量分泌

急に血糖値が上がるので、インスリンが大量に分泌されすぎて低血糖になります。

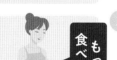

3
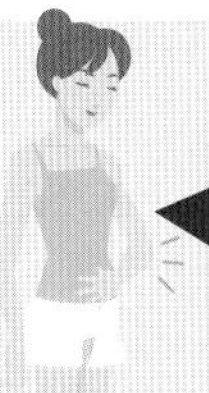

エネルギー足りない

血液中の糖が足りなくなり、もっと甘いものを欲しくなってしまうのです。

ノーマル

1
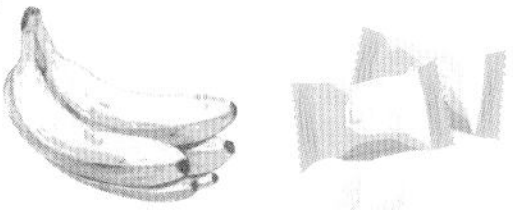

少しだけスイーツ

甘いものは少しだけ。バナナやナッツも一緒に食べます。

2
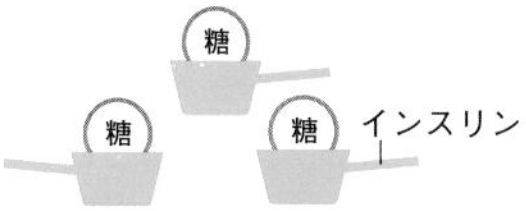

インスリン分泌適度

インスリンは適度に分泌され、適切に糖も吸収されます。

3
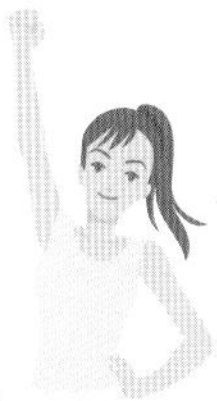

活力の源

脳が糖を適切に吸収して元気になります。

ビタミン B_1 を摂取して糖質を脂肪にしない

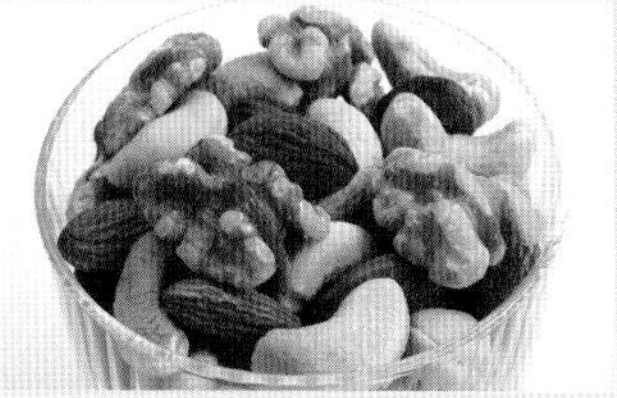

糖質を燃焼してエネルギーに変換することで疲労感やダルさを避けることができます。そのためにはビタミンB1が欠かせません。ナッツなどを同時に食べるようにしましょう。ちなみに、ナッツ１食の目安は約20gです。

朝食ヌキの子供は成績が悪い傾向

頭のいい人は朝食を摂っている

朝のエネルギーはとても大事

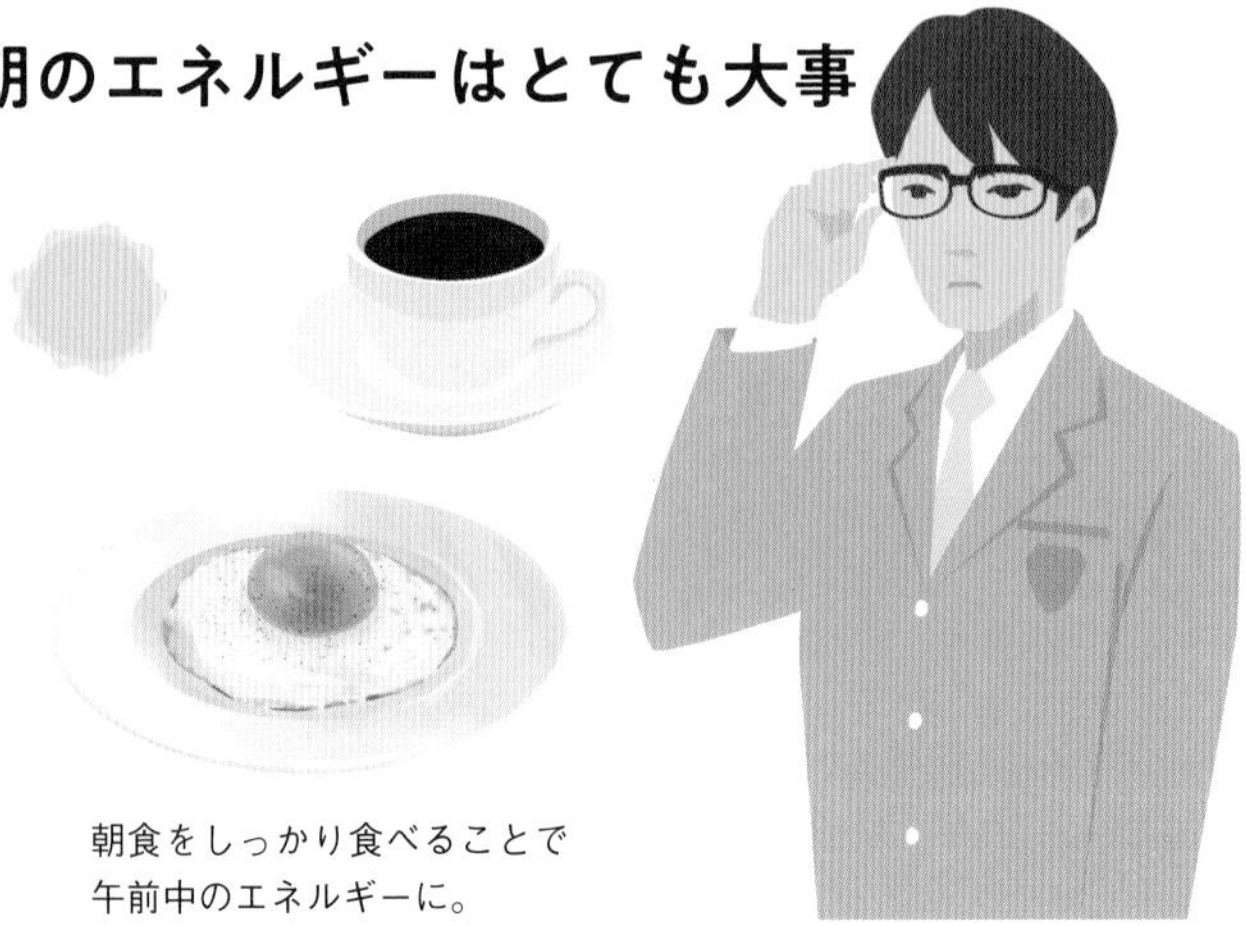

朝食をしっかり食べることで午前中のエネルギーに。

朝食を毎日食べる子はテスト結果がいい

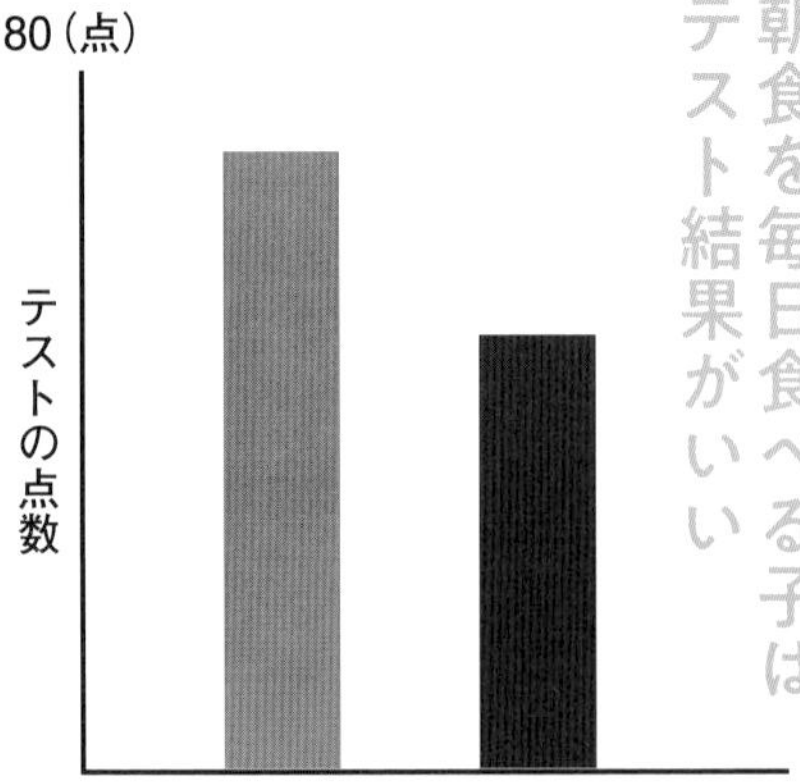

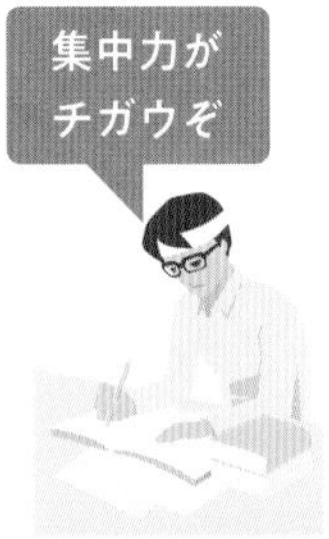

朝食を食べない子供のテストの成績がよくないというデータがあります。

朝食は一日の元気の源 エネルギー不足に注意

現代は食料供給は安定していますが、食事のバランスが悪い傾向にあります。最近では、若年層でも朝食を食べない人が増え、社会問題になっています。

朝食を食べない子供と食べる子供のテストの成績を比較すると朝食を食べる子供の成績の方がいい傾向にあることを示すデータもあります。特別に肥満を抱えている大人を除いて、朝食をしっかり食べることは非常に大切です。

脳が食事抜きで働ける限界は12時間

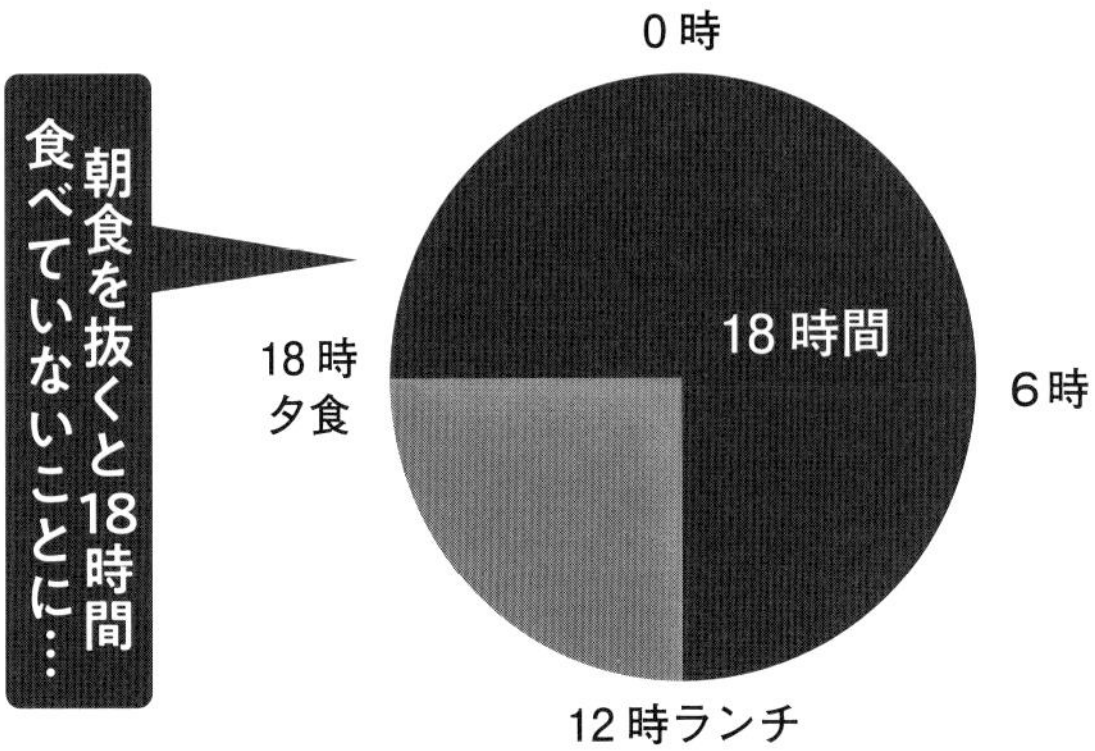

夕方6時に夕ご飯を食べ、朝6時に起き、ご飯は昼から食べると約18時間ご飯を食べていないことになります。脳が食事抜きで働ける限界は、12時間なので、エネルギー不足になります。

脳の集中力の源のブドウ糖×ビタミンB_1

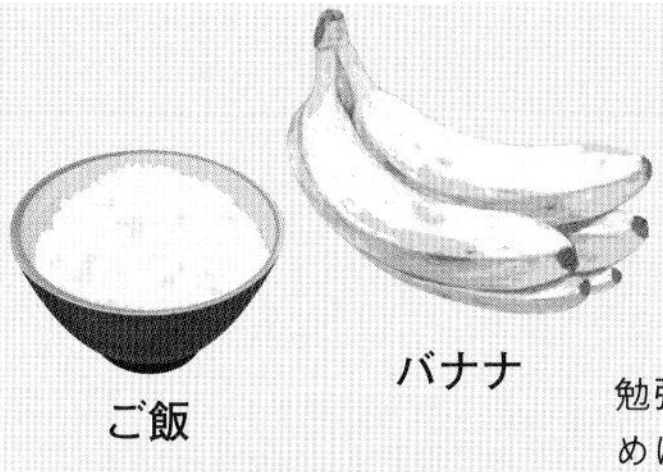
ご飯
バナナ

ブドウ糖

×

勉強を円滑にするためにはブドウ糖とビタミンB_1を摂ることが非常に有効。

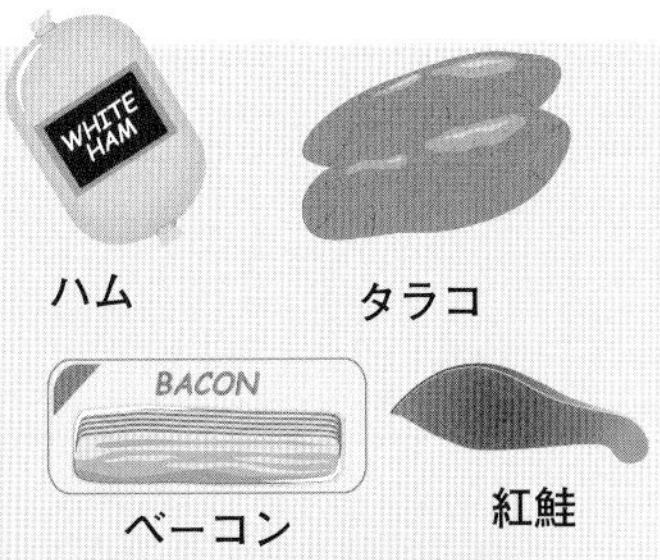
WHITE HAM
ハム
タラコ
BACON
ベーコン
紅鮭

ビタミンB_1

肥満傾向の大人はむしろ朝食ヌキが◎

16時間断食

▼

オートファジー & 体内脂肪分解

▼

体質改善

2016年のノーベル生理学医学賞で話題になった「オートファジー」という体内現象があります。たんぱく質の再合成を促すために、細胞を飢餓状態にする必要があり、約16時間断食するのです。そのため朝食を抜く16時間断食が密かなブームになっています。

玄米、ライ麦、てんさい糖etc.—
GI値が低い食材を選ぼう

茶色い食材の糖質は血糖値を急上昇させない

茶色い食材 そのままの食材が体にいい

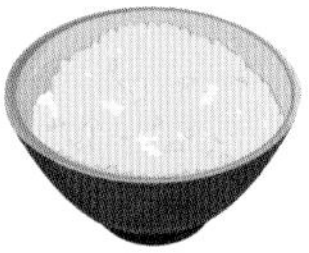
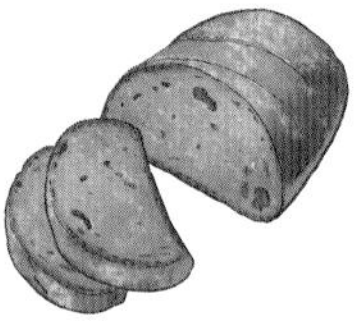
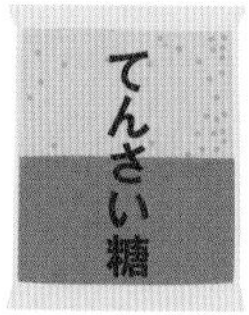

玄米や全粒粉、てんさい糖など無加工の糖質は血糖値を緩やかに上げます。

白い食材 白い食材には要注意！

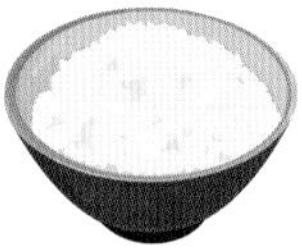
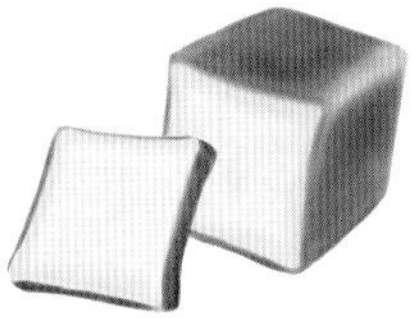
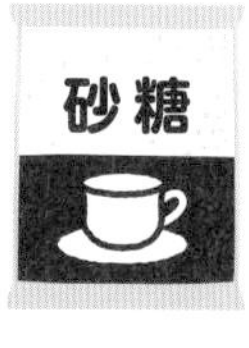

白米や食パン、砂糖は血糖値を急上昇させる食材です。

昔の食材の方が血糖値を緩やかに上昇させる傾向

血糖値が急上昇すると脂肪がつきやすくなったり、疲労感が出たりと悪循環になることがわかったと思います。しかし、糖質は重要なエネルギー源なので、上手な摂り方を知りたいものです。

糖質の中でも特に血糖値を上げるものを「白い食材」という場合があります。白米、食パン、砂糖などは精製されて色が白く、血糖値を上げやすいのです。一方で茶色い食材といわれる玄米やてんさい糖は血糖値を上げにくい食材です。茶色い食材を積極的に摂ると健康な体を作りやすくなります。

食材別のGI値

GI値が高い食べ物は、血糖値が上がりやすくなり、脂肪がつきやすく生活習慣病のリスクも上がります。

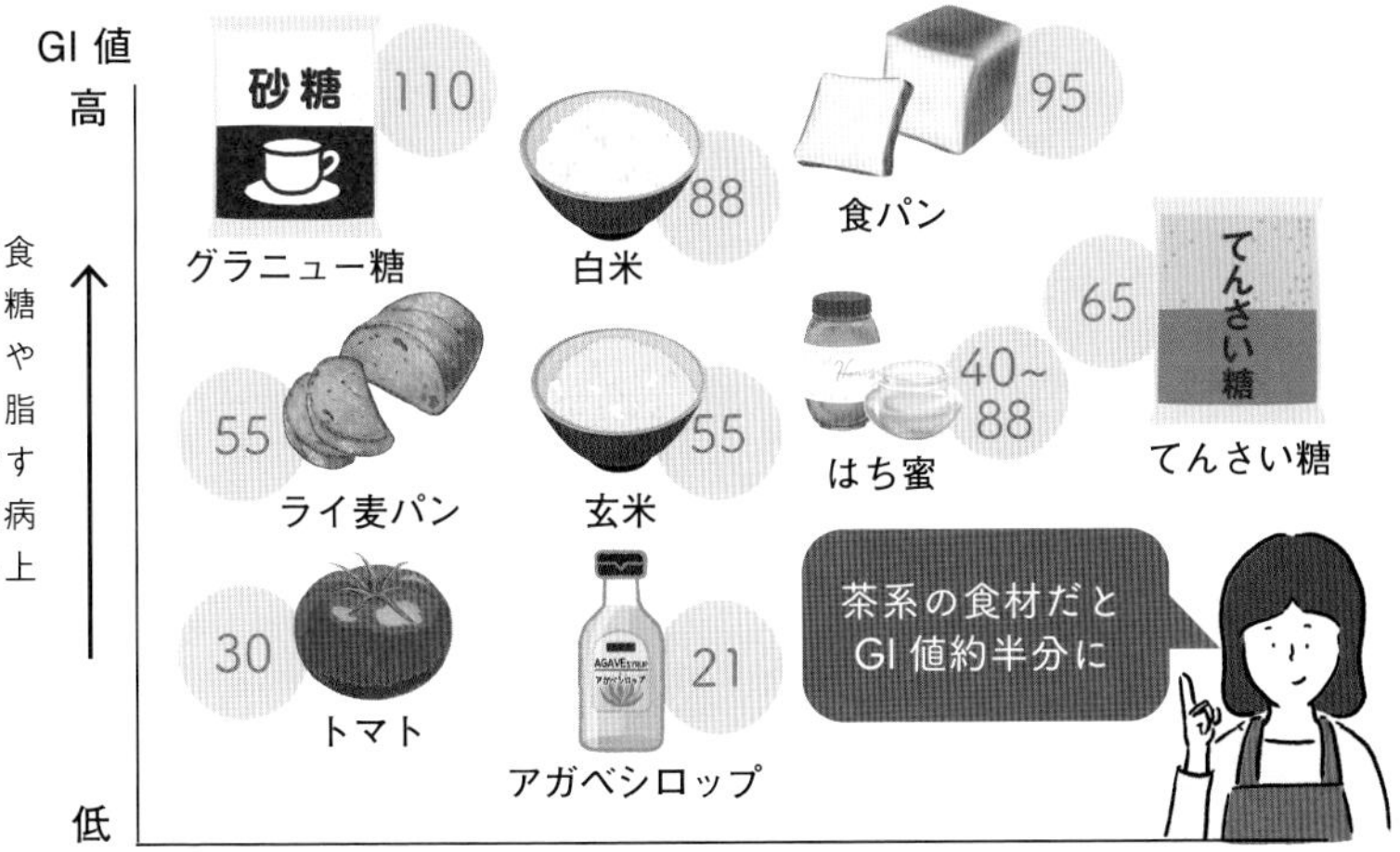

GI値ってナニ？

GI値とは、食品を摂取して2時間までの血液中の糖濃度を測ったものです。GI値が70以上だと高GI食品になります。

GI値が高い野菜

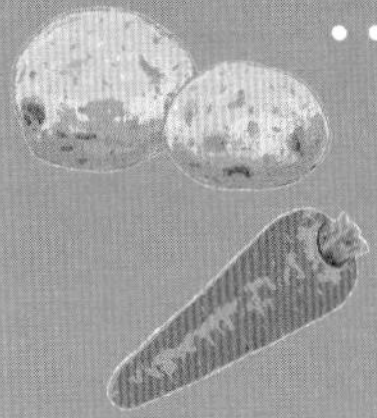

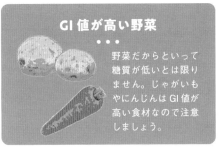

野菜だからといって糖質が低いとは限りません。じゃがいもやにんじんはGI値が高い食材なので注意しましょう。

血糖値を上げない糖

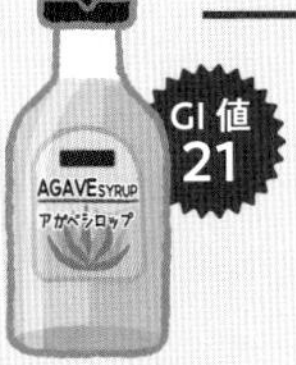

アガベシロップ

アガベシロップも低GIの糖質です。やはり植物の甘味料で、はちみつのように使用できます。

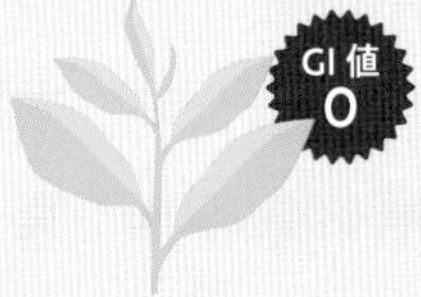

ステビア

ステビアもGI値0の糖質です。ステビアはキク科の植物で、自然の甘味料です。

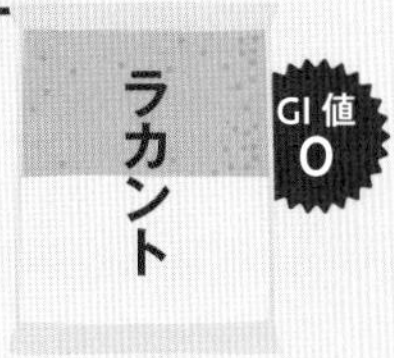

ラカント

ラカントは、GI値が0の糖質です。羅漢果というウリ科の植物から精製されている自然の甘味料です。

ビタミンと一緒に骨になる
カルシウムだけでは絶対に

カルシウム＋ビタミンD&Kが大事

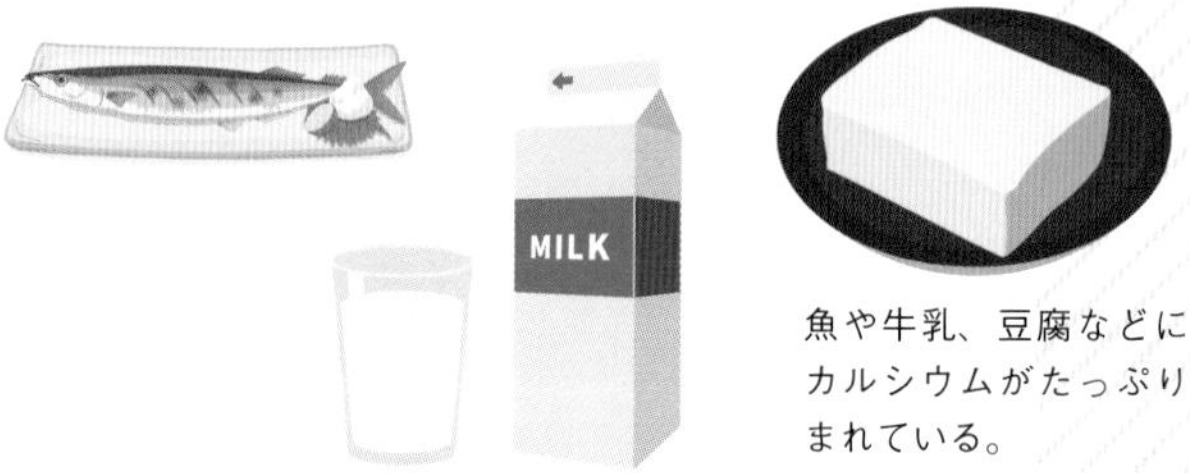

魚や牛乳、豆腐などにはカルシウムがたっぷり含まれている。

カルシウム ＋ **ビタミンD&K**

小松菜やブロッコリーなどのビタミンと同時に摂取することが大事です。

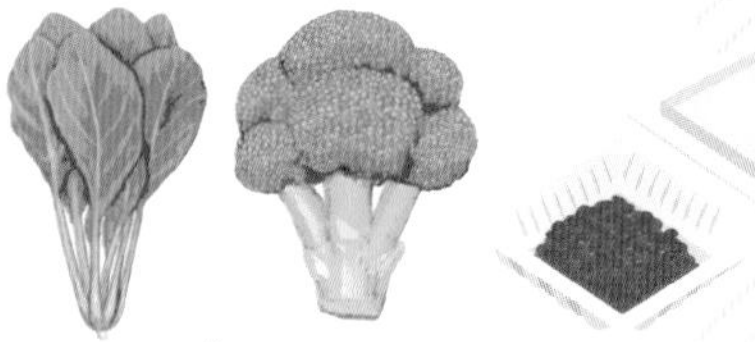

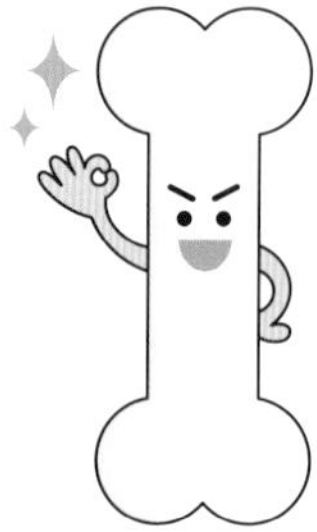

カルシウムは吸収されにくいのでビタミンの存在は不可欠です。

骨のつくられ方

カルシウムは骨をつくる材料ですが、ビタミンDによって吸収が促進され、ビタミンKにより骨が形成されます。

ビタミンをしっかり摂取しないと骨はできない

骨を強くする栄養素といえばカルシウムですが、実はカルシウムだけでは吸収されにくく、ビタミンDによって円滑に体内に吸収することができるのです。

ビタミンKは骨からカルシウムが出ていかないように働きます。また、これらのビタミンは骨をつくる細胞の働きを促進する作用もあります。ビタミンDは、紫外線に当たることでも生成されるので、屋外に出て日光浴をすることも骨を強くするポイントです。

骨は強くならない！

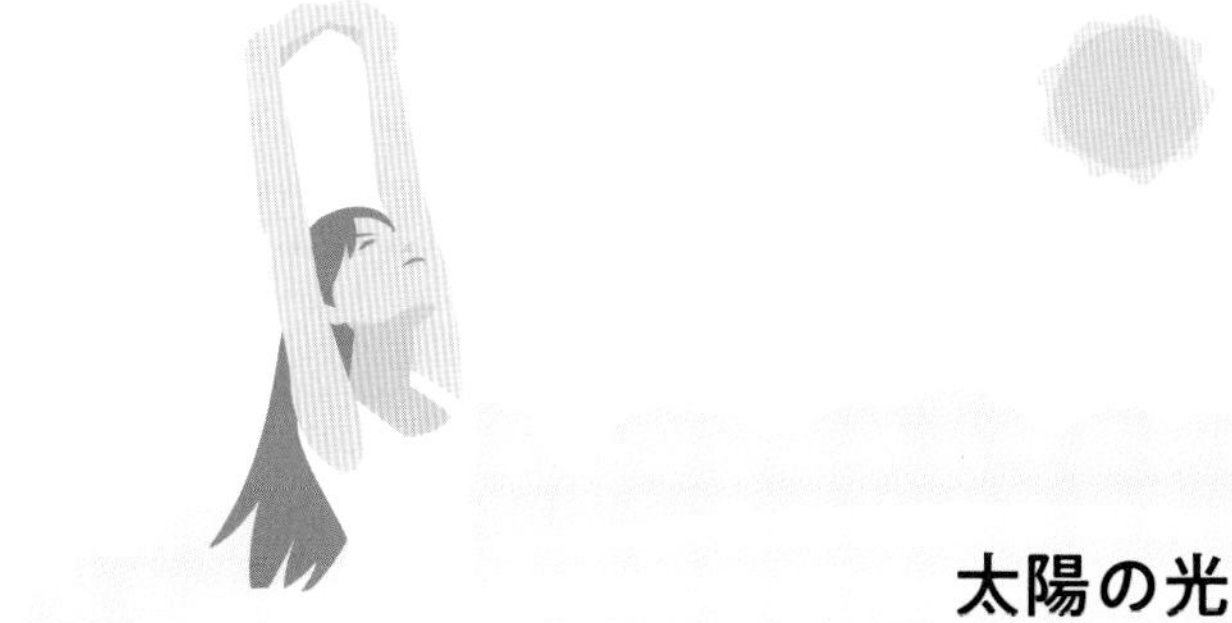

太陽の光も ビタミンDたっぷり

紫外線に当たることでもビタミンＤは生成されるので、
日光浴は骨を強くします。

カルシウム含有食材オススメ３

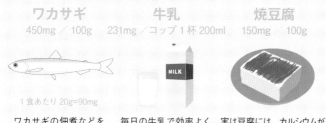

ワカサギ
450mg／100g

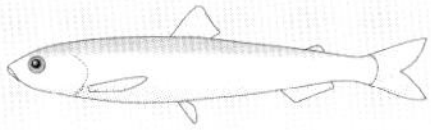

1食あたり 20g=90mg

ワカサギの佃煮などを
積極的に食べましょう。

牛乳
231mg／コップ１杯 200ml

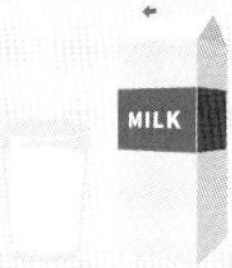

毎日の牛乳で効率よく
カルシウムが補えます。

焼豆腐
150mg／100g

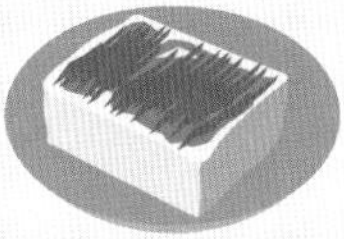

実は豆腐には、カルシウムが
ふんだんに含まれています。

意外と知らない高カルシウム食材

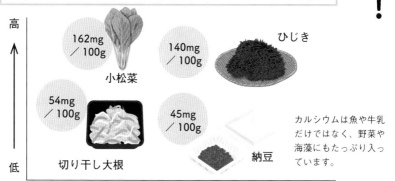

カルシウムは魚や牛乳
だけではなく、野菜や
海藻にもたっぷり入っ
ています。

野菜からもカルシウムは摂れる！

たんぱく質と脂質をエネルギーに

肉を食べたら ビタミンB_6&B_2 で即効エネルギーに

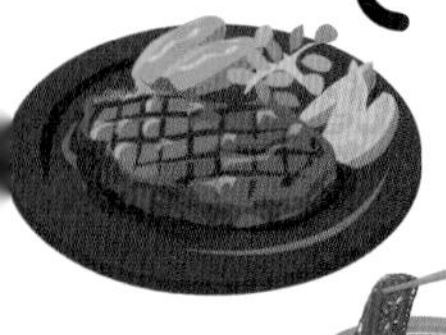

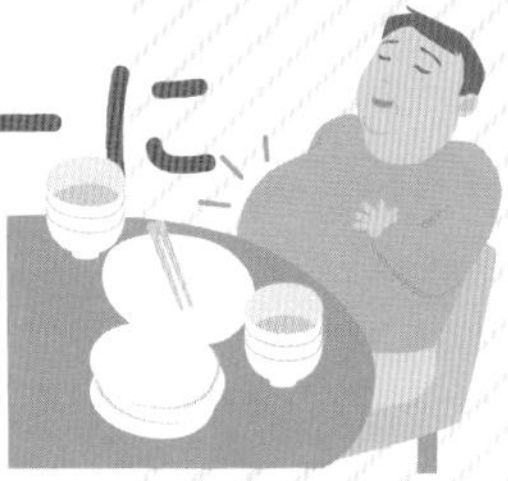

肉ガッツリは肥満への特急券！

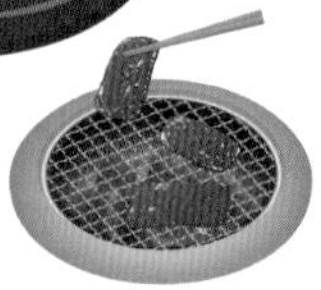

ステーキや焼肉はたんぱく質と脂質が大量に含まれています。

食べすぎると…

たくさん食べてしまうと脂肪になり、肥満になりやすくなります。

肉はたんぱく質&脂質がたっぷり

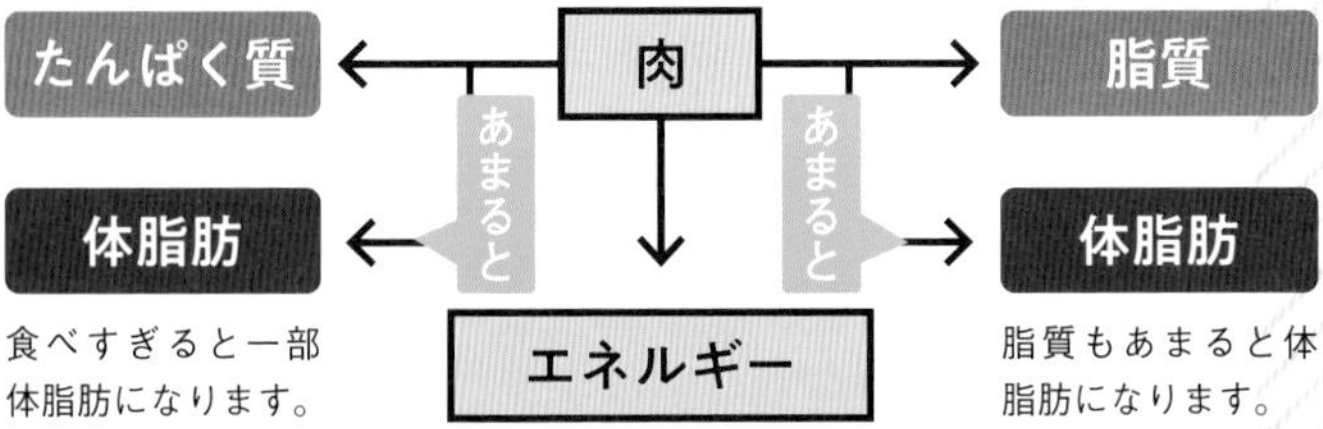

肉を脂肪に変換させず エネルギーにする

子供も大人もステーキや焼肉が大好きですが、食べすぎは肥満の原因になります。肉に含まれるたんぱく質や脂質は、摂りすぎると脂肪になってしまいます。

そこで、これらのたんぱく質や脂質を円滑に消費し、脂肪にならせない工夫をする必要があります。

たんぱく質は、主にビタミンB_6によってエネルギーになります。脂質も主にビタミンB_2によってエネルギーになります。バナナやモロヘイヤなど、肉をエネルギーに変える食材を同時に食べたり、食後のデザートにすることで肉を脂肪に変えることを抑制できるのです。

たんぱく質×ビタミン B_6= エネルギー

ビタミン B_6 食材

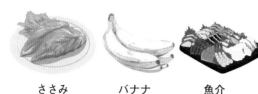

ささみ

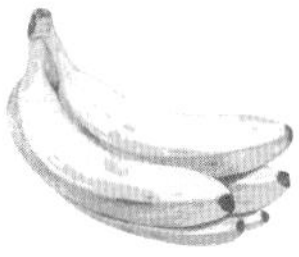

バナナ

魚介

ささみやバナナ、魚介にはビタミン B_6 がたくさん含まれています。

ビタミン B_6 の効果

ビタミン B_6 は、たんぱく質の構成要素であるアミノ酸の代謝を助ける働きをしています。また、100 種類もの酵素の働きを助ける補酵素として作用します。

脂質×ビタミン B_2= エネルギー

ビタミン B_2 食材

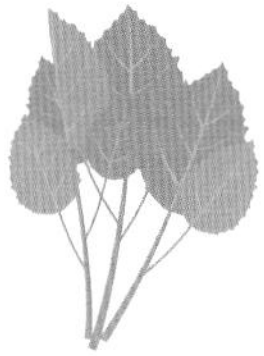

モロヘイヤ

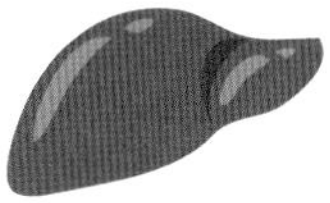

レバー

牛乳

レバーやモロヘイヤ、牛乳にはビタミン B_2 がたくさん含まれています。

ビタミン B_2 の効果

ビタミン B_2 は脂質ばかりでなく、糖質、たんぱく質の代謝も行う力強い栄養素です。皮膚や粘膜などの再生にも活躍します。

脂肪の原因は肉よりやっぱり糖質！

肉の脂を摂ると太るイメージがありますが、実は脂肪を形成する一番の原因は脂質よりも糖質なのです。糖質の摂りすぎによる血糖値の急上昇が最も脂肪形成の原因になります。もちろん脂質も摂りすぎには注意が必要ですが、どちらがより問題かといえば糖質の方になるのです。

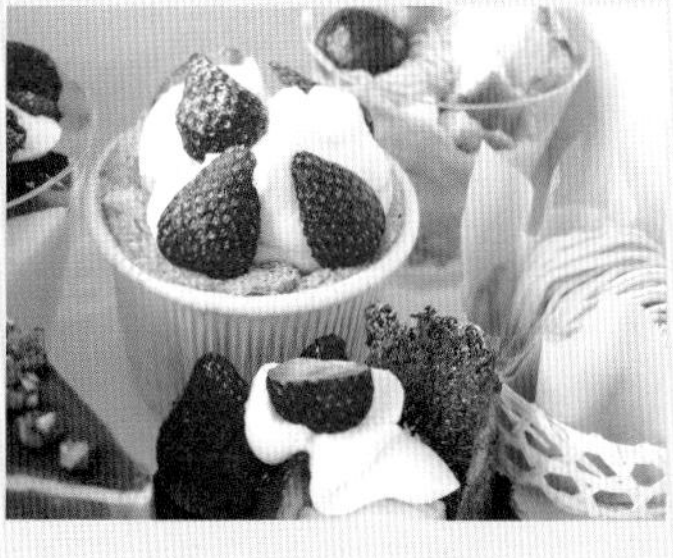

毎日の一杯が実は脂肪を燃焼！

コーヒーを飲むだけでダイエットできる!?

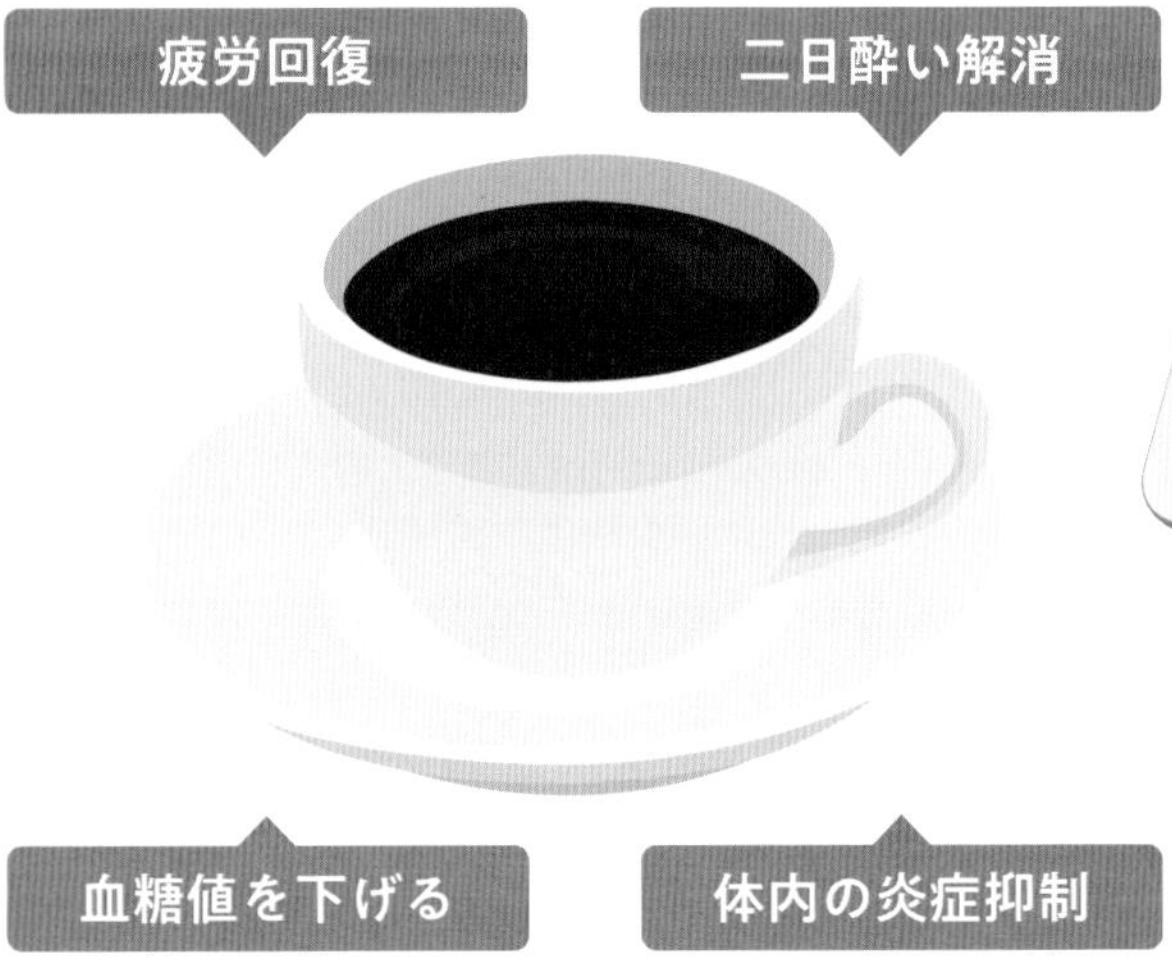
疲労回復
二日酔い解消
血糖値を下げる
体内の炎症抑制

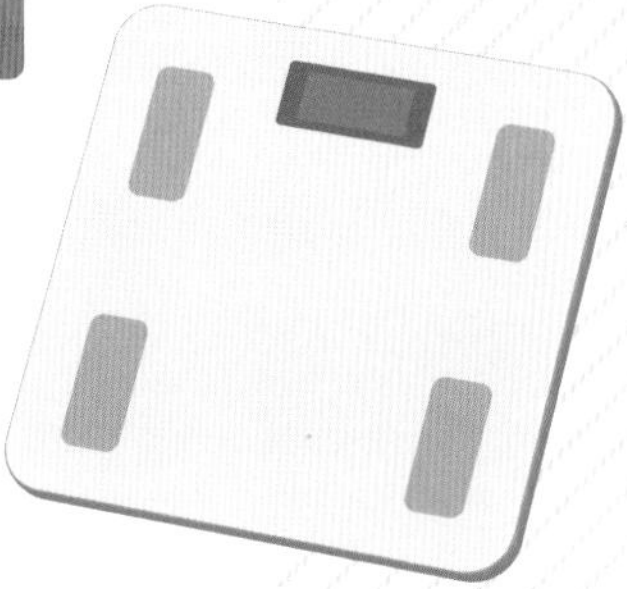

コーヒーは眠気覚ましだけじゃなく、脂肪燃焼や血糖値を下げるなどの健康増進効果があるのです。

朝一杯のコーヒーが体調を改善

カフェインは覚醒以外にダイエット効果もあった

コーヒーといえば、眠気覚ましや利尿効果が高いイメージがあると思うのですが、実はその他にもいくつかの作用があります。

まず、一番に着目したいのが、脂肪の燃焼を促し、ダイエット効果があるということ。つまり、朝の一杯や午後のコーヒーにダイエット効果があるということです。また、消化を促進し、排便を円滑にする作用もあるのです。とはいえ、飲みすぎは禁物。何事もほどほどが大切です。

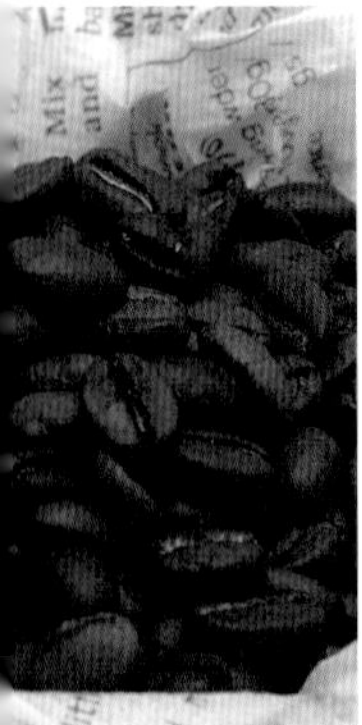

コーヒーの効能①

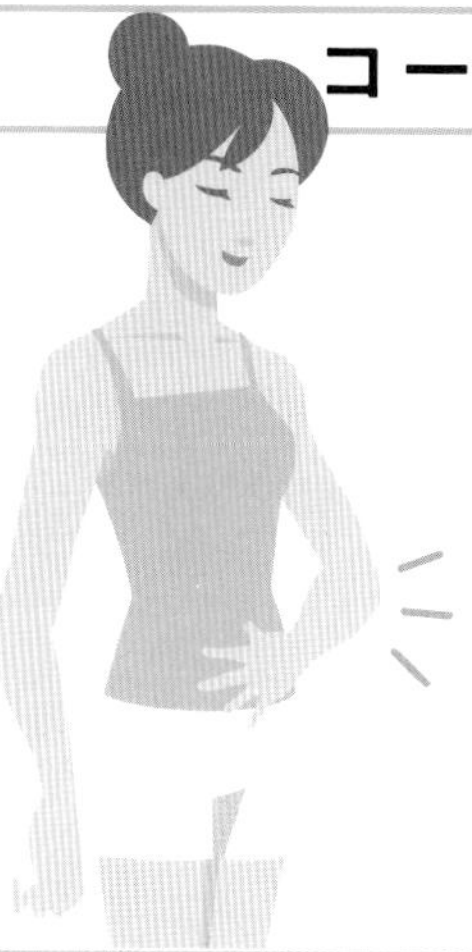

食後30分以内で脂肪を分解燃焼

コーヒーを食後に飲むと脂肪を分解してエネルギーに変換するので、ダイエット効果があります。

コーヒーの効能②

胃の消化を促進し消化をサポート

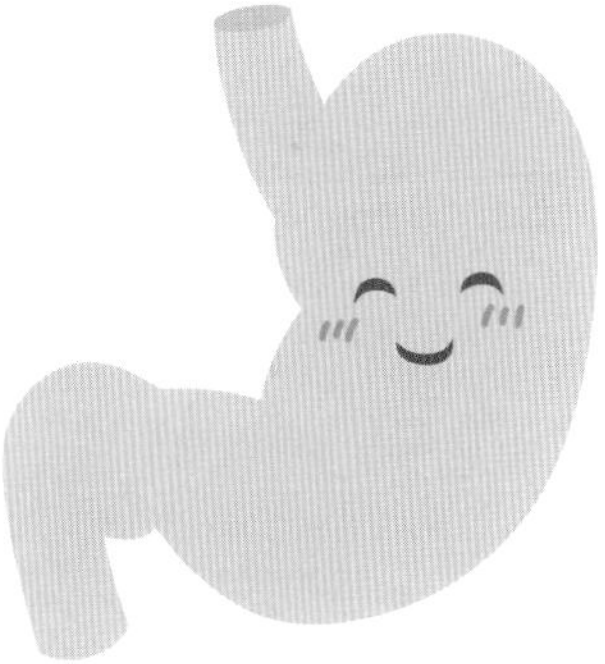

コーヒーに含まれるクロロゲン酸は、胃酸の分泌を促進するので、代謝を円滑にする効果もあります。

コーヒーの効能③

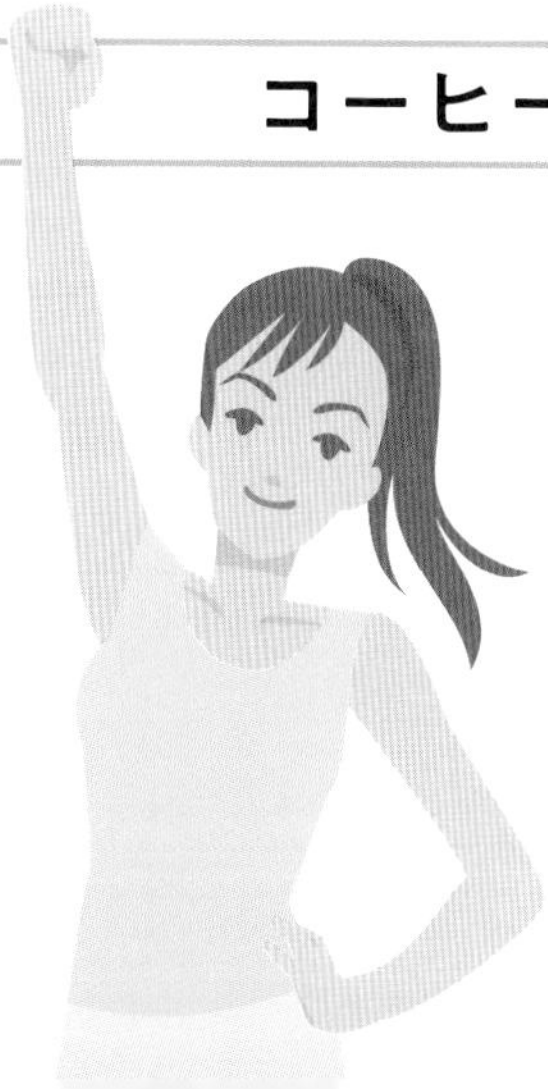

自律神経を刺激し脳を元気に覚醒

カフェインが交感神経を刺激して、覚醒状態をもたらします。飲みすぎると下痢になるので注意しましょう。

PART 2

目からウロコの
食材のなるほど情報

あるある大事典

野菜、肉、魚がもつ栄養素の観点から見た食材の有用な使い方を紹介します。
意外と知らなかった食材の効果を知ることができます。

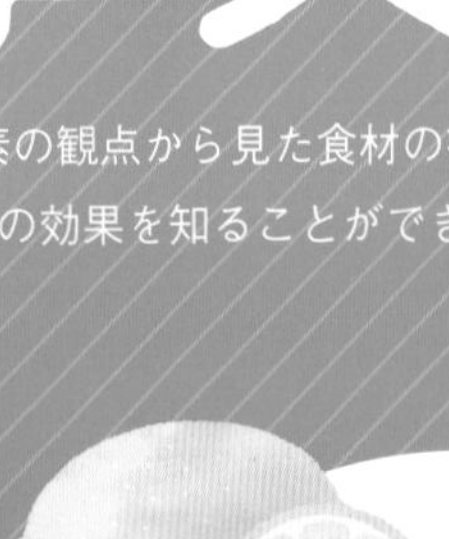

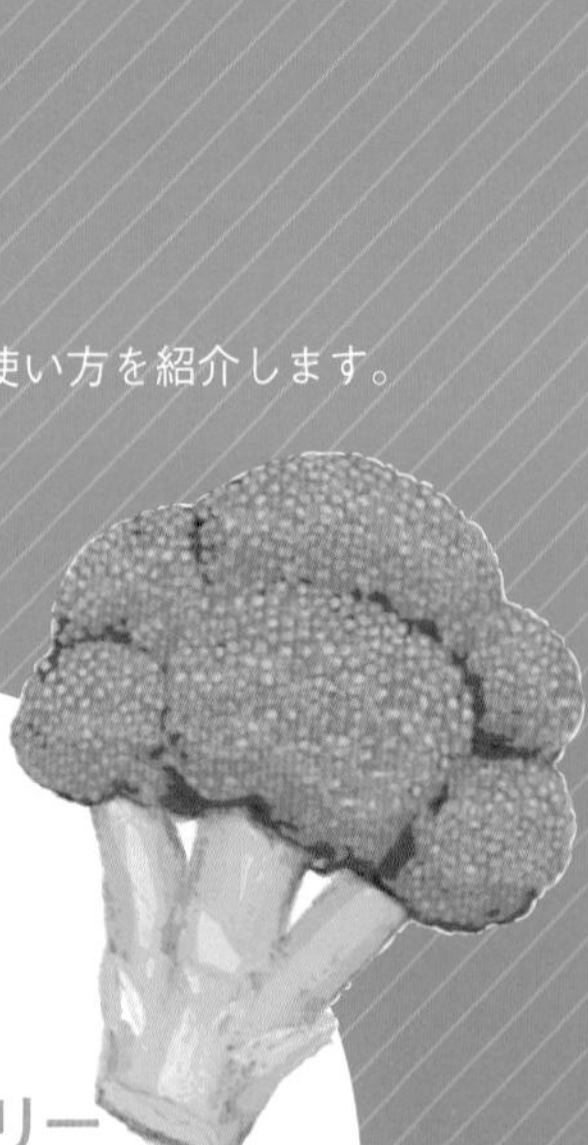

ビタミンCの
王様はブロッコリー

ビタミンCといえばレモンと思いがちですが、実はブロッコリーを代表とする野菜にたっぷり含まれています。

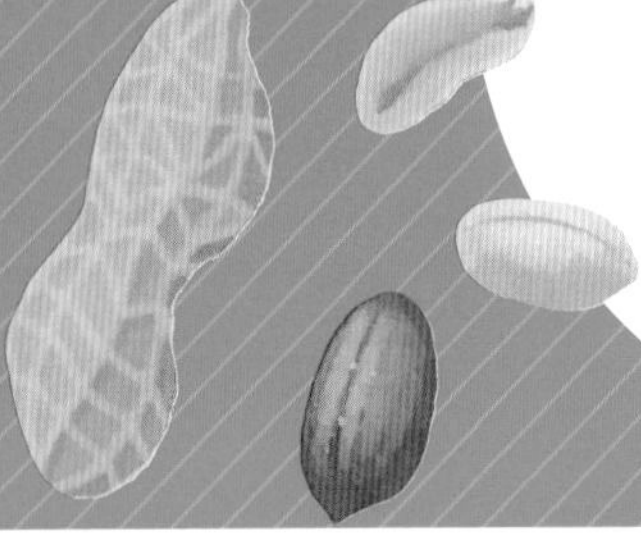

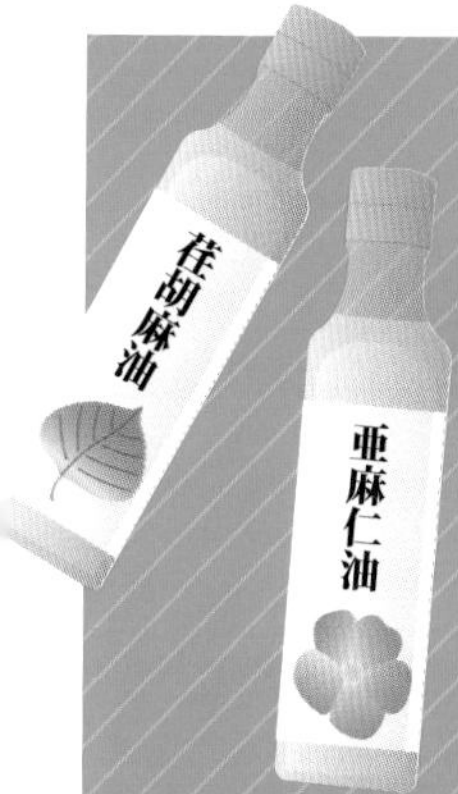

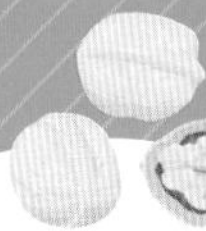

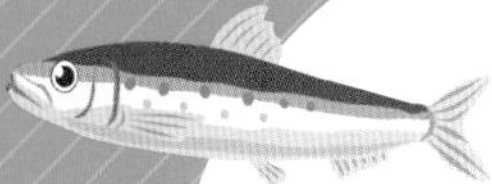

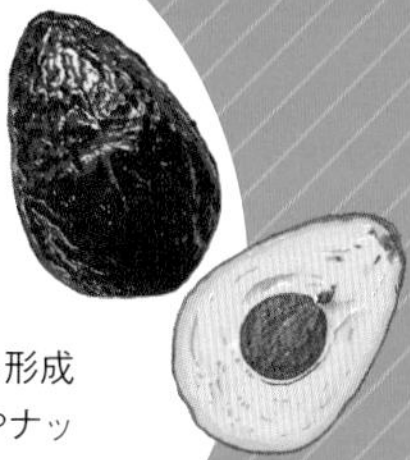

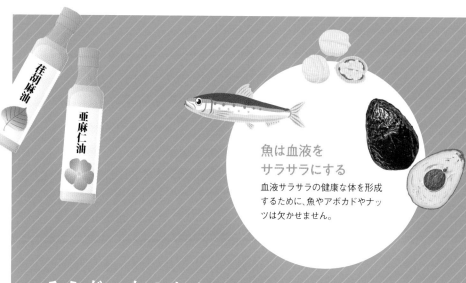

魚は血液をサラサラにする

血液サラサラの健康な体を形成するために、魚やアボカドやナッツは欠かせません。

そうだった のか！
正しい食材の使い方を知る

発掘！ 食材の効能

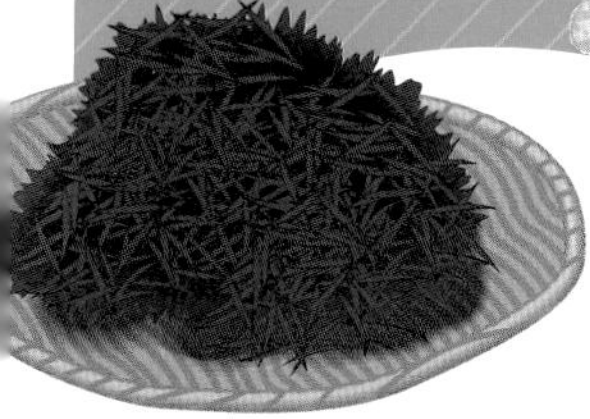

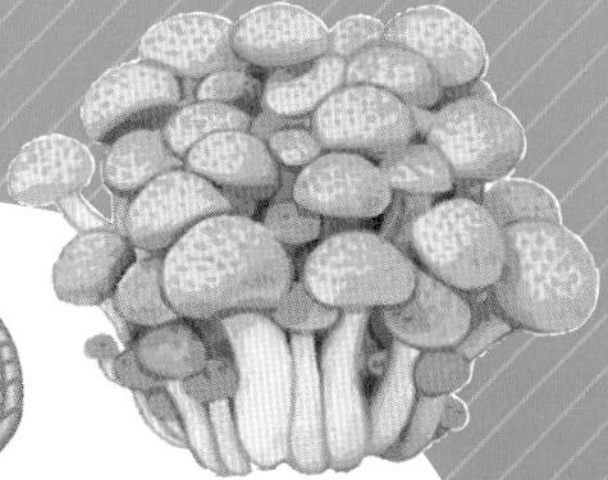

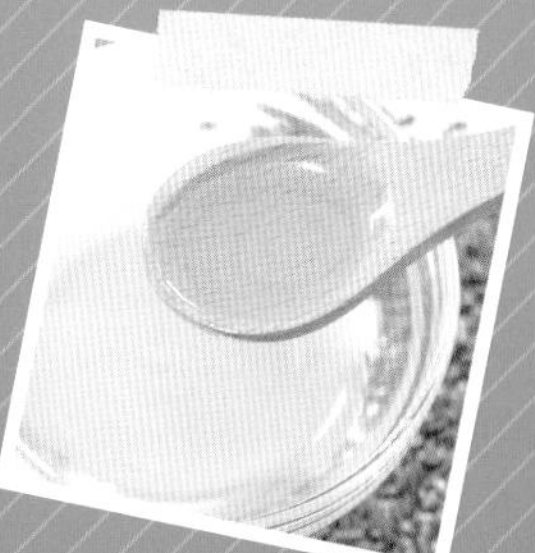

食物繊維が腸内環境を整える

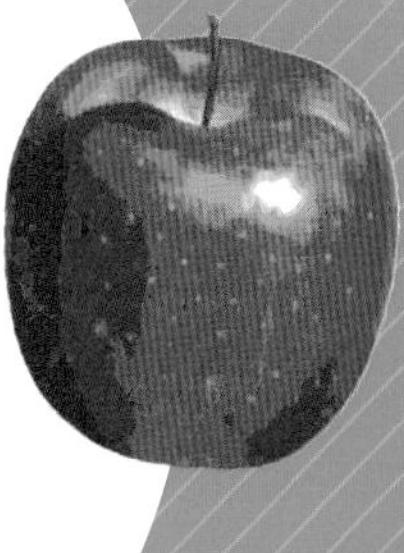

腸内環境を整えるのに必要不可欠な食物繊維は野菜だけではなく、海藻やフルーツからも摂取できます。

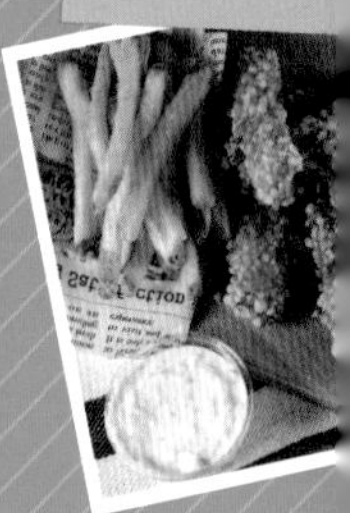

動物性と植物性をバランスよく

たんぱく質の

筋肉や組織の原料として大活躍！

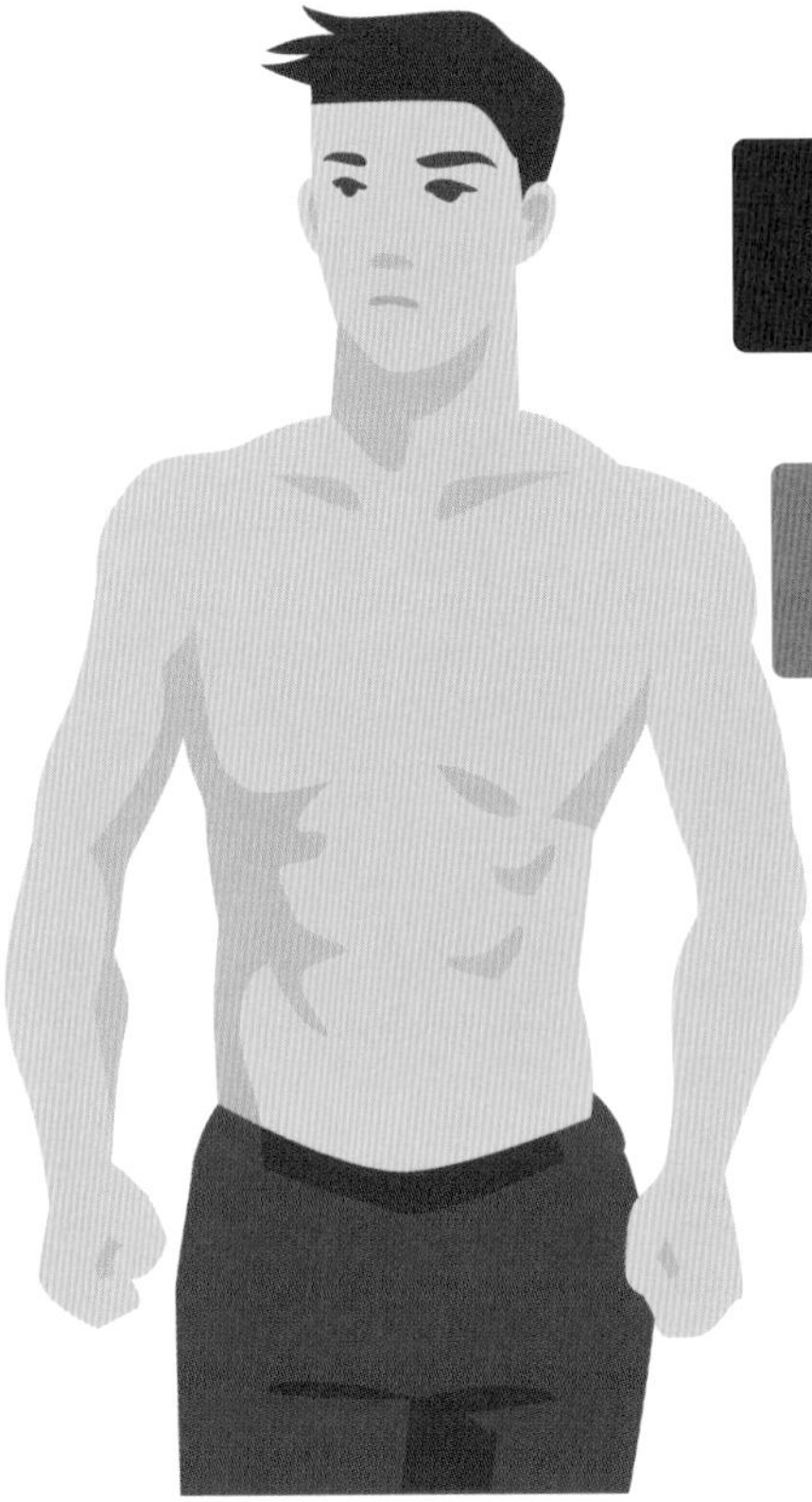

皮膚　血液
髪　爪　骨
ホルモンや
酵素の原料

たんぱく質は、人の筋肉や組織、ホルモンや酵素などの原料になる非常に大事な栄養素です。たんぱく質が不足すると筋力が落ちていきます。

たんぱく質は筋肉や内臓などの組織を形成する

肉や魚、卵、大豆などに含まれるたんぱく質は、摂取することで筋肉や内臓、血液、骨、皮膚などの組織になります。さらにたんぱく質は、ホルモンや酵素などの原料にもなります。

なんと、たんぱく質は身体を構成する要素の約20％を占めているのです。それにもかかわらず、たんぱく質は体内で貯蔵できません。そのため、毎日の食事から摂取する必要があるのです。

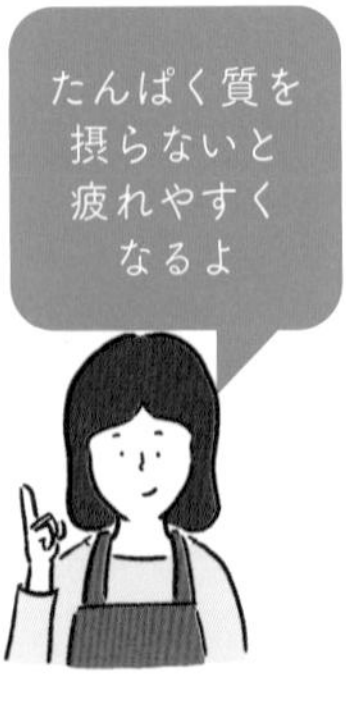

たんぱく質を
摂らないと
疲れやすく
なるよ

吸収可能な量は1食約20g

たんぱく質は貯蔵できない

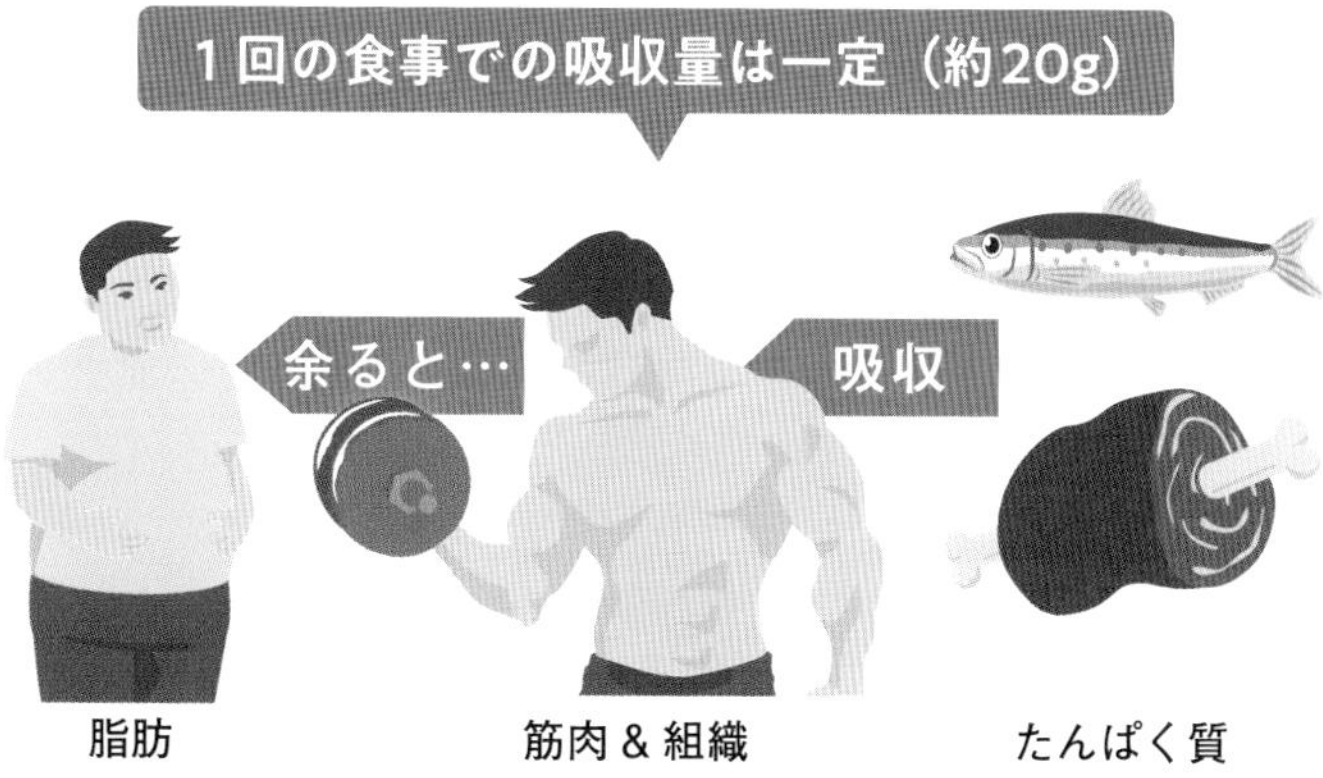

エネルギーに変換されずに余ってしまったたんぱく質は、脂肪に変換される性質があり、たんぱく質自体は貯蔵されないのです。

植物性たんぱく質 vs 動物性たんぱく質

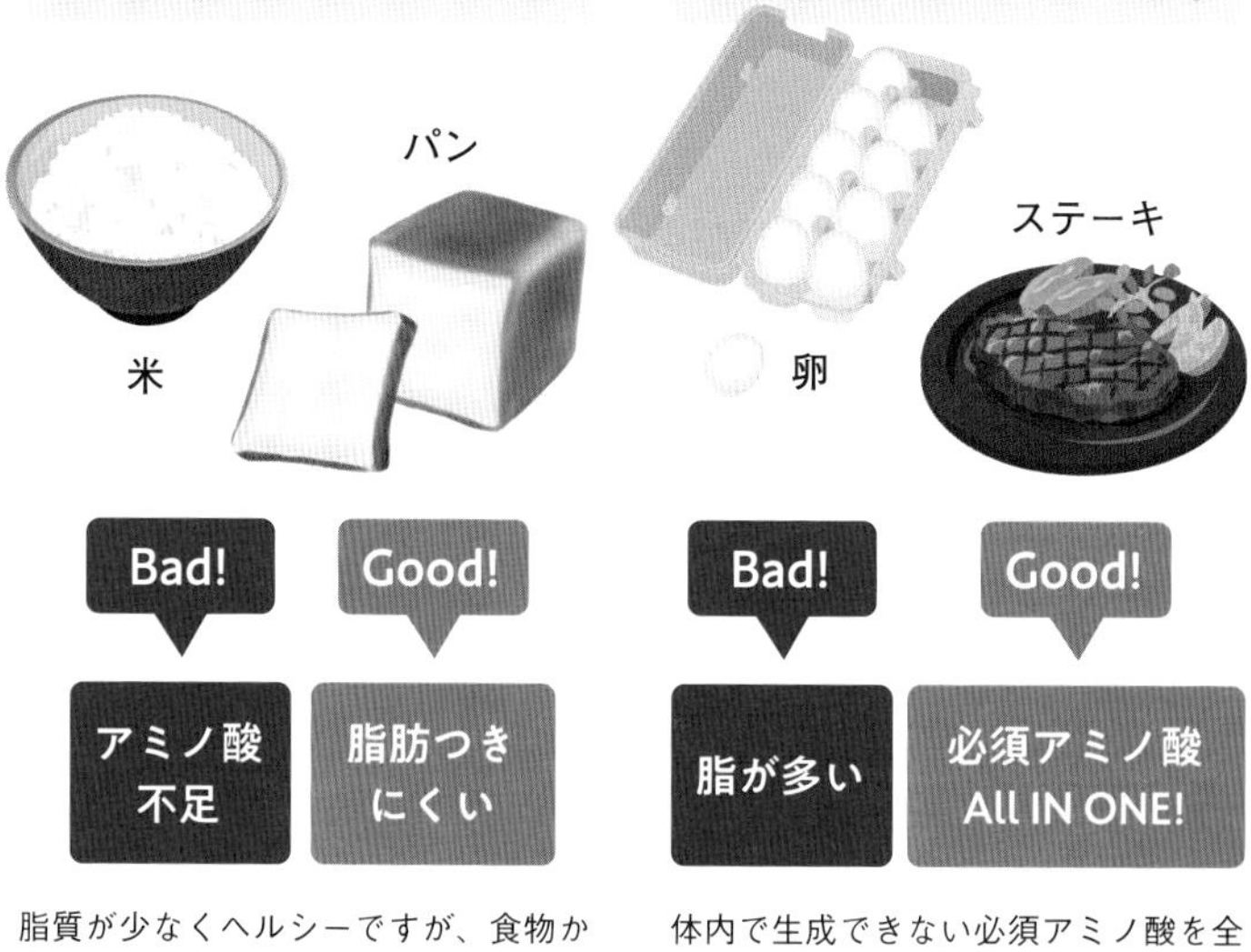

脂質が少なくヘルシーですが、食物から摂取すべき必須アミノ酸が足りていないのがデメリット。

体内で生成できない必須アミノ酸を全て含んでいます。一方で脂質が多すぎるのが難点。

糖質×ビタミンB_1で代謝を活性化！

糖質のおともは少し脂身のある豚が◎

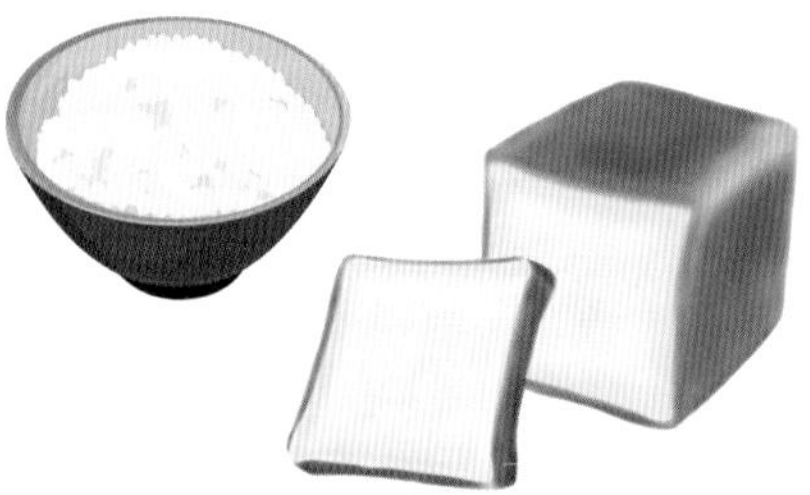

糖質はエネルギーの源ですが、肥満の原因である脂肪になりやすい栄養素です。

代謝なしで脂肪化

エネルギーにならない糖質や脂質は脂肪となって体内に貯蔵されます。

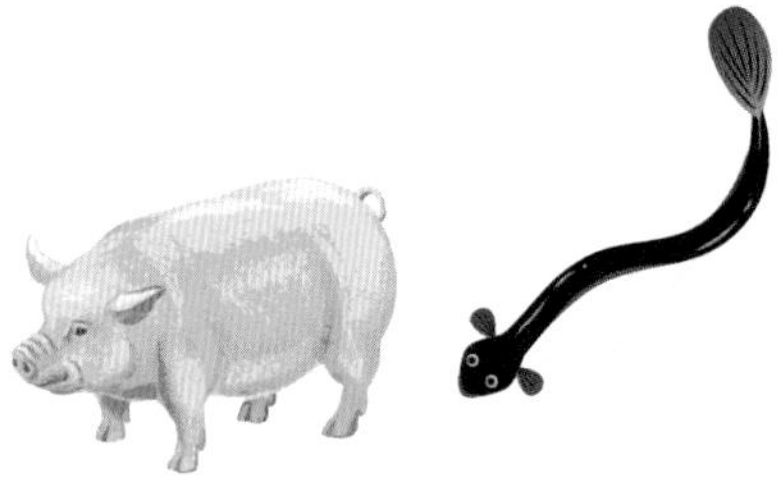

豚肉、玄米、うなぎなどに含まれるビタミンB_1は、脂肪の元になる糖質の代謝を助けます。

代謝でエネルギー化

人は代謝することによって糖質や脂質をエネルギーに変換することができます。

脂肪をつけないために糖質、脂質過多に注意

肥満の主な原因は、糖質や脂質の摂りすぎによるものです。

そんなわけで糖質や脂質は悪者にされがちですが、生命活動のエネルギー源になる大切な存在です。しかし、それだけではエネルギーに変換されません。

肥満の主な原因になる糖質は、ビタミンB_1によってエネルギーに変換されます。そのため糖質を摂取する際は、豚肉やうなぎなどのビタミンB_1もしっかり摂取する必要があります。

また、満腹感を得るために脂質をある程度摂取するのも、食べすぎを防ぐ手段です。

ビタミンB_1のチカラ①

頭の回転をよくする

脳は糖質だけをエネルギー源にしています。ビタミンB_1を摂取すると、頭のエネルギー消費も円滑になります。脳を活発に使うと糖質が欲しくなるのはそのためなのです。

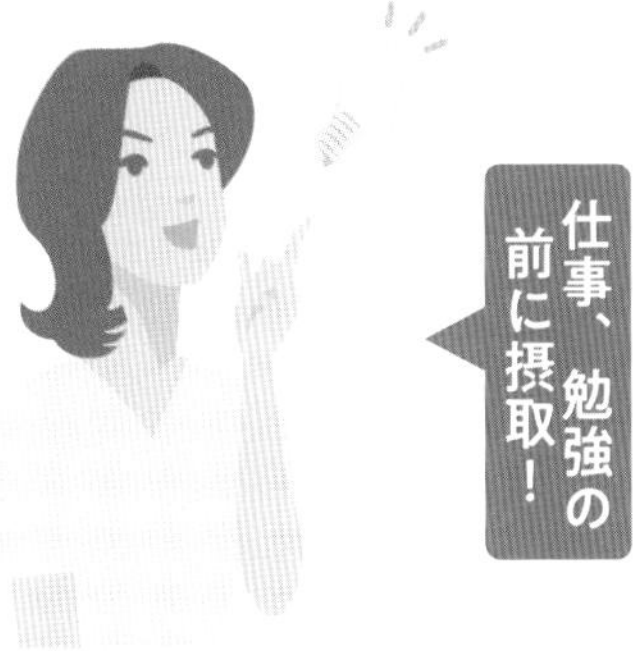

ビタミンB_1のチカラ②

イライラ！ストレス解消

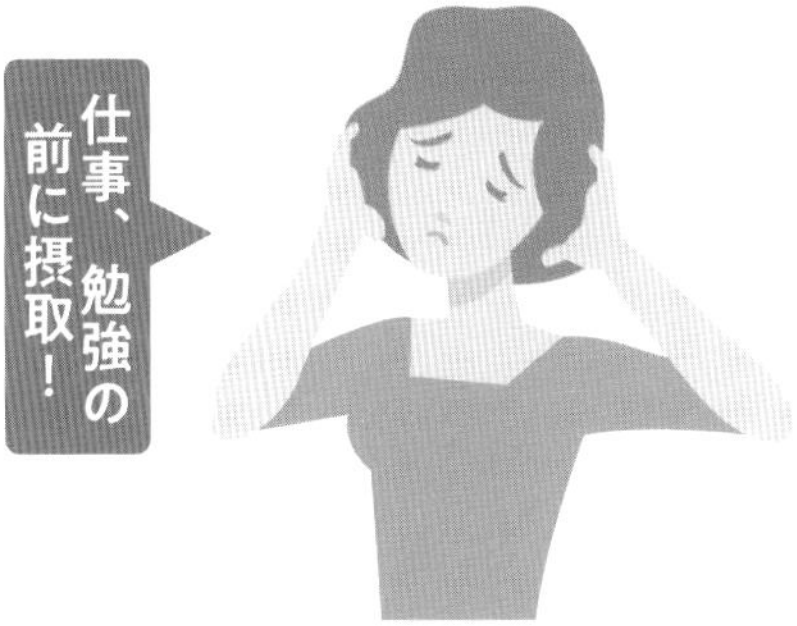

ビタミンB1が不足すると糖質をうまくエネルギーに変換できず、エネルギー不足でイライラや疲労感につながります。糖質と一緒に上手に摂りましょう。

脂質もほどよく摂取して糖質制限

脂質＝脂肪のイメージを持ちがちですが、脂質も大切なエネルギー源です。少しの量で満腹感を得られるので、食事の全体量を減らすには適度に摂取した方が効率的。白米をたくさん食べるより、少し脂身のある肉の方がいいかもしれません。

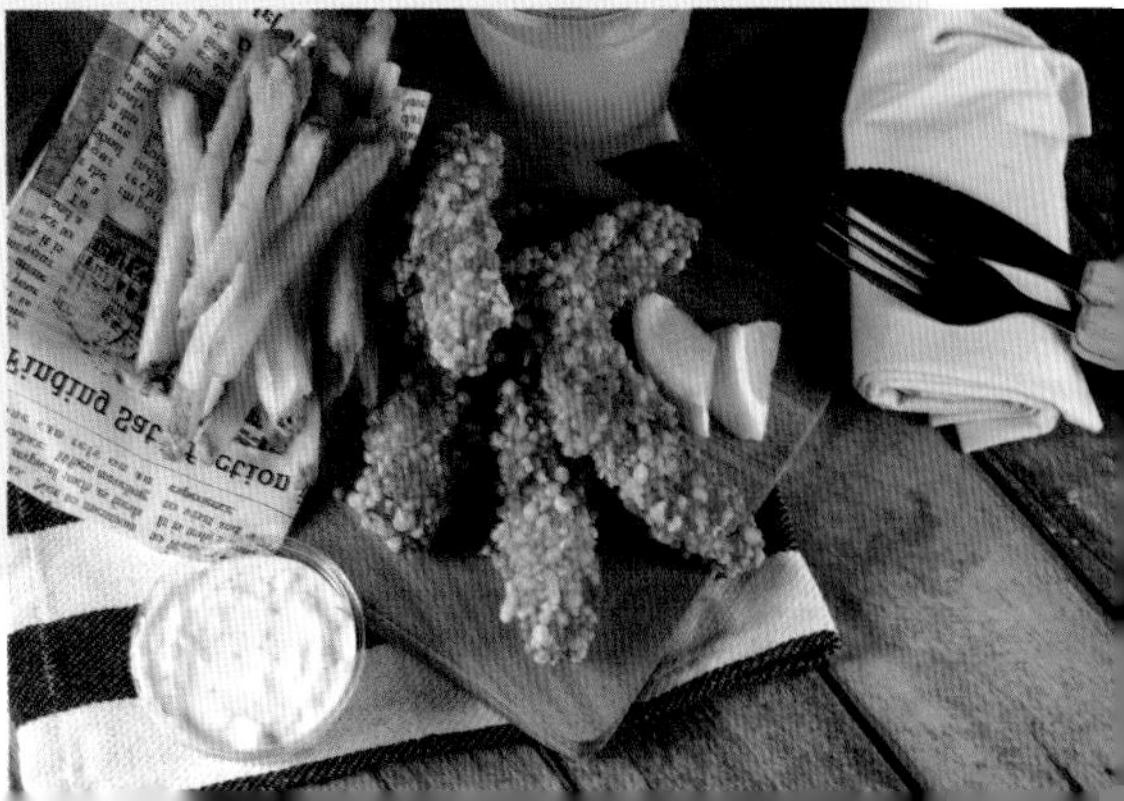

体にいい油は必要な栄養素

亜麻仁油で健康になる

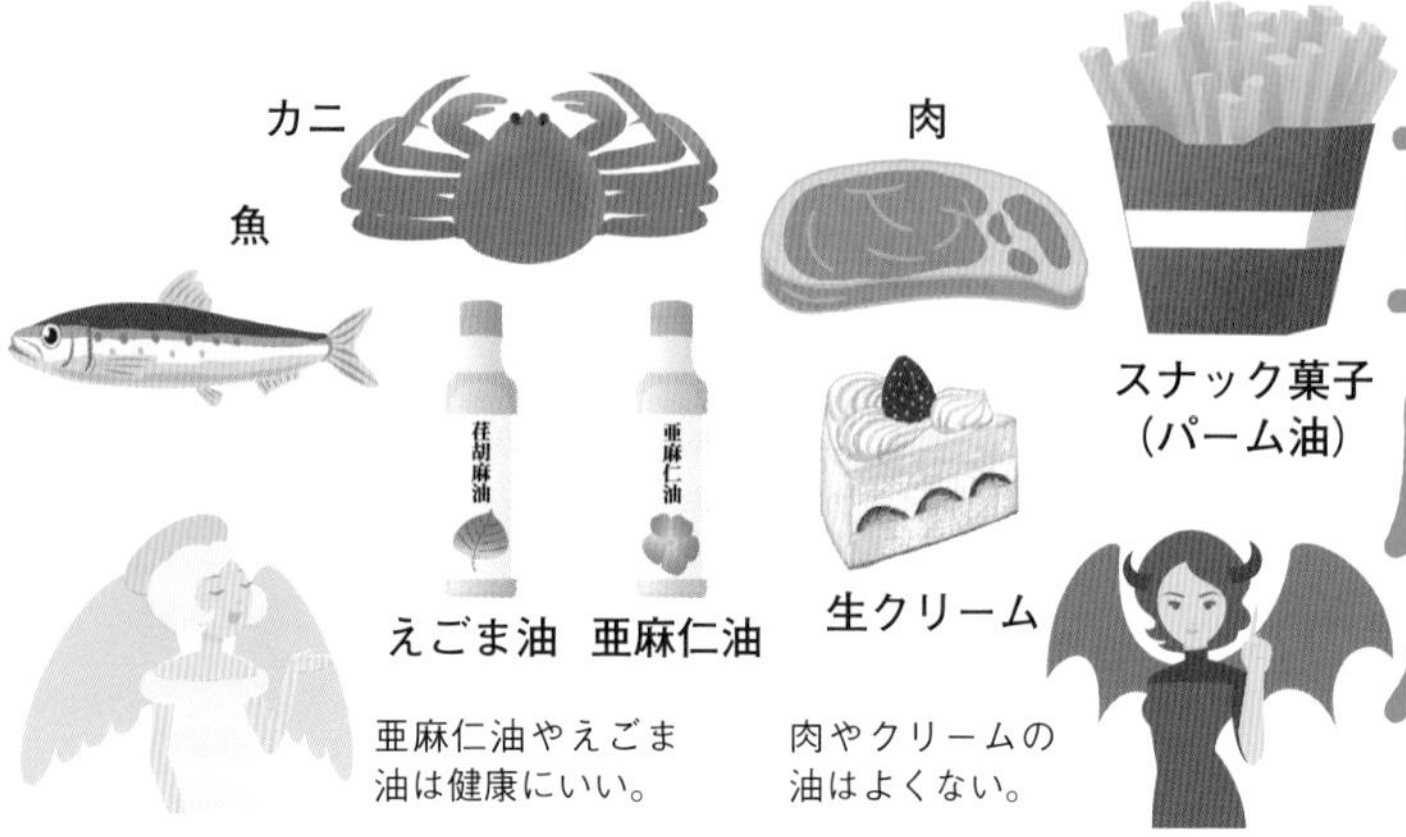

亜麻仁油やえごま油は健康にいい。

肉やクリームの油はよくない。

よい油 VS 悪い油

飽和脂肪酸はリスク高

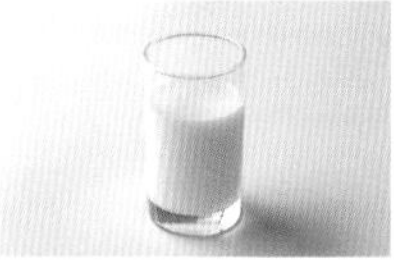

牛乳に含まれる飽和脂肪酸は脂肪になりやすい。

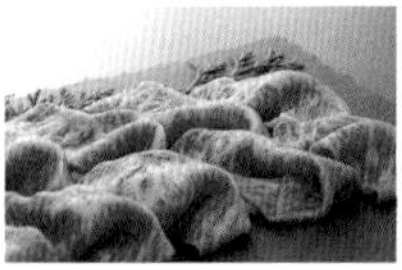

肉に含まれる脂分は基本的に飽和脂肪酸です。

植物油脂表記に御用心

名　　称	ファストスプレッド
油脂含有率	40%
原 材 料 名	食用植物油脂、食用精製加工油脂、食塩、安定剤（加工デンプン）……

「植物油脂」にはパーム油も含まれる。

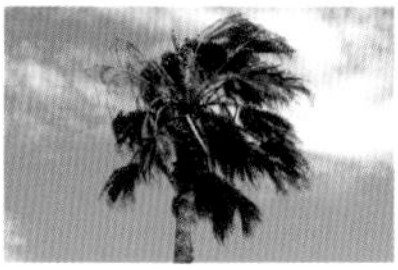

パーム油は健康にいい油とは言いがたい。

料理の油は選択次第で健康にも不健康にもなる

料理に使う油脂は、脂質からできています。そして油脂の性質は、主成分である脂肪酸によって決まり、動物性の油脂に多い飽和脂肪酸、植物性の油脂に多い不飽和脂肪酸に大別されます。一般に動物性の油脂は脂肪になりやすいとされており、逆に青魚や植物性の油脂に含まれるオメガ3系の油などは脂肪を減らし、悪玉コレステロールを低下させる働きがあります。

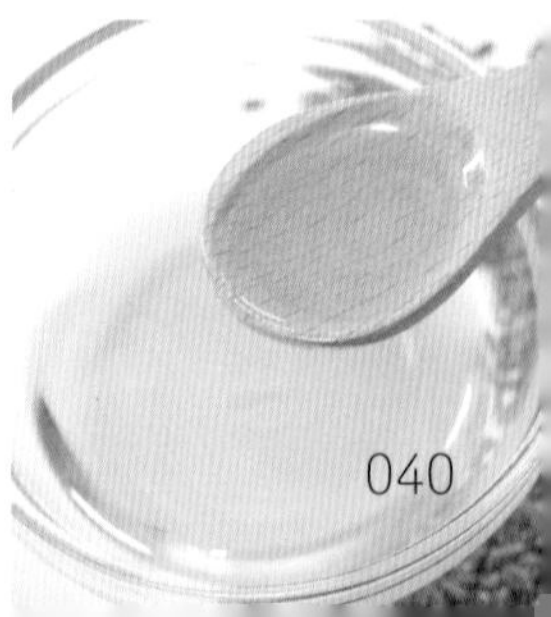

病気のリスクを抑制する、体内で合成できない油

オメガ3脂肪酸ってナンダ？

亜麻仁油やえごま油に含まれ、健康に有用な油脂

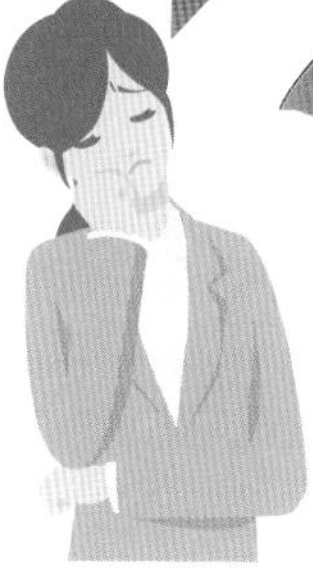

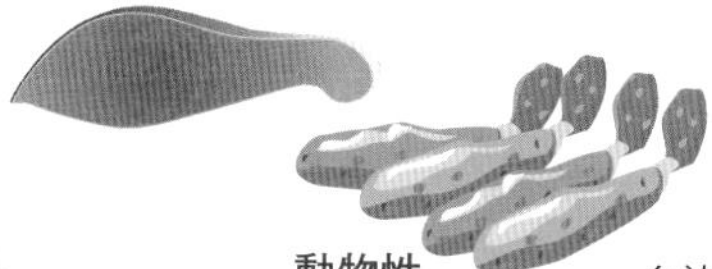

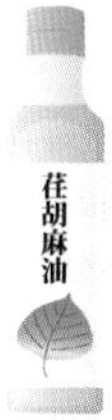

動物性
脳細胞を活性化し、記憶力を維持する働きがあります。

DHA　EPA

植物性
血液中の中性脂肪を下げ、脳を活性化。

α-リノレン酸

その他の油の種類

オメガ6脂肪酸　適度に必要な油

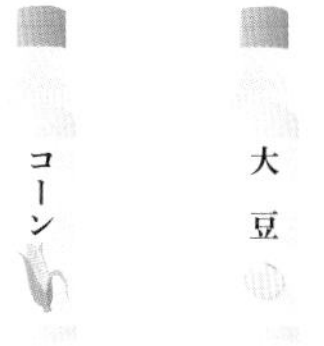

コーン油　大豆油

不飽和脂肪酸の一種で、人の体内ではつくれない必須脂肪酸のひとつです。コーン油や大豆油に含まれます。血中のコレステロール濃度を下げます。

悪玉コレステロールを減らすよ

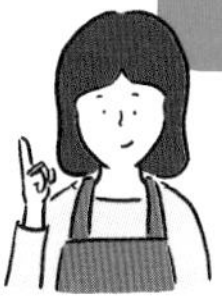

オメガ9脂肪酸　体に悪くない油

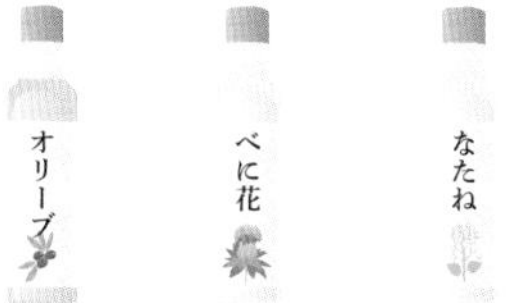

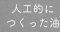

オリーブオイル　べに花油　なたね油

必須脂肪酸ではありません。不飽和脂肪酸のひとつです。オリーブオイルやなたね油に含まれます。悪玉コレステロール値を下げます。

健康にいいけど体内でもつくれる

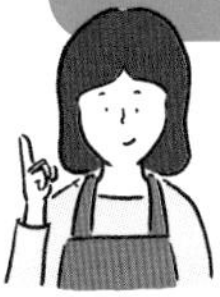

トランス脂肪酸　摂らない方がいい油

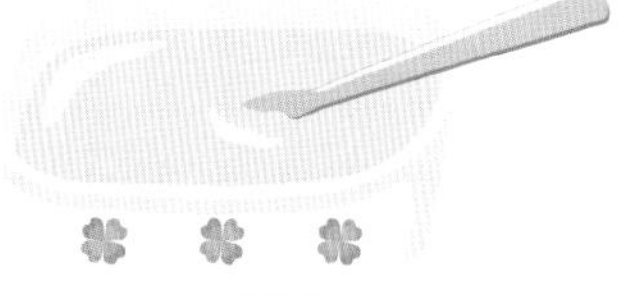

マーガリン

マーガリンなどに含まれる脂肪酸で、飽和脂肪酸と同様に身体に悪影響を及ぼす要素が多く、特に食品から摂る必要がないものとされています。

人工的につくった油

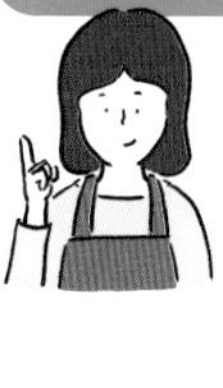

食物繊維は腸を整えるのに欠かせない栄養素

水溶性食物繊維の効果

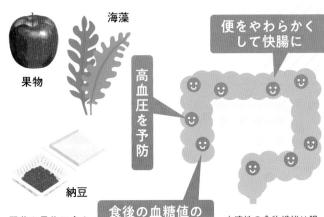

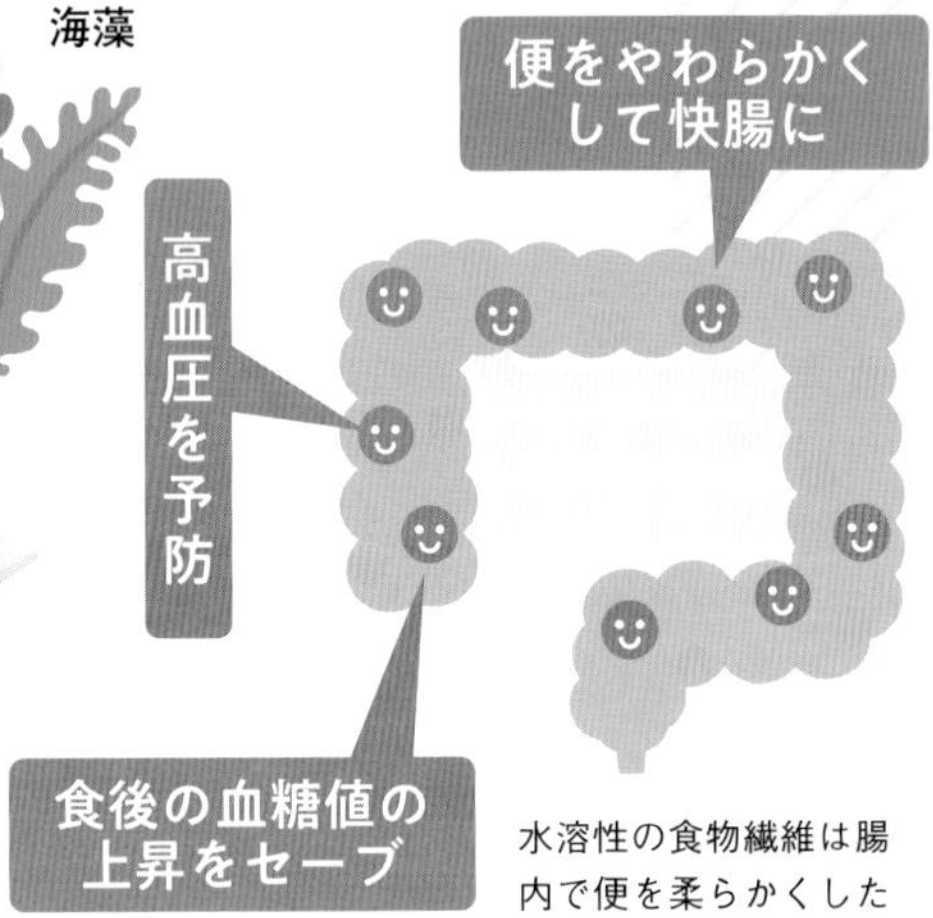

野菜や果物に含まれるペクチンや、海藻や納豆に含まれるアルギン酸が水溶性食物繊維です。

水溶性の食物繊維は腸内で便を柔らかくしたり、高血圧を予防、血糖値の上昇を抑制する効果があります。

不溶性食物繊維の効果

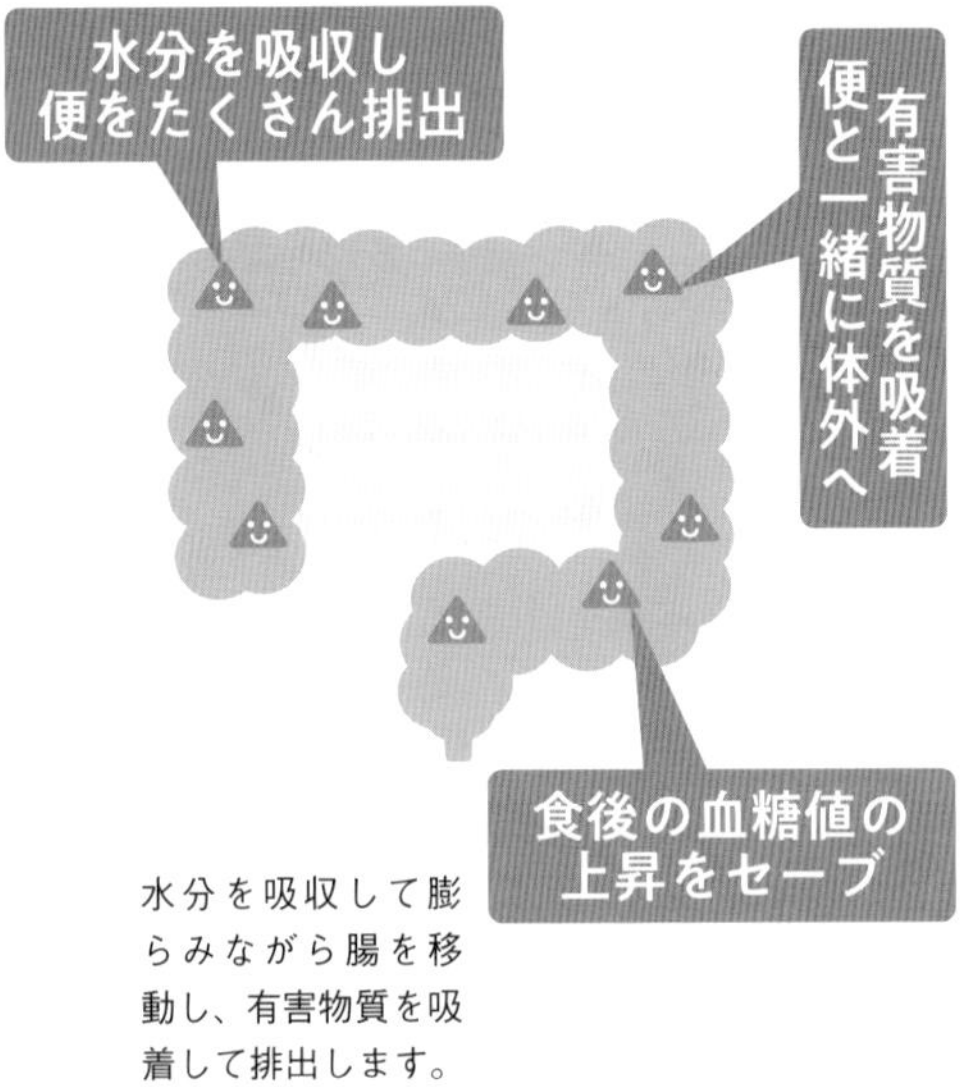

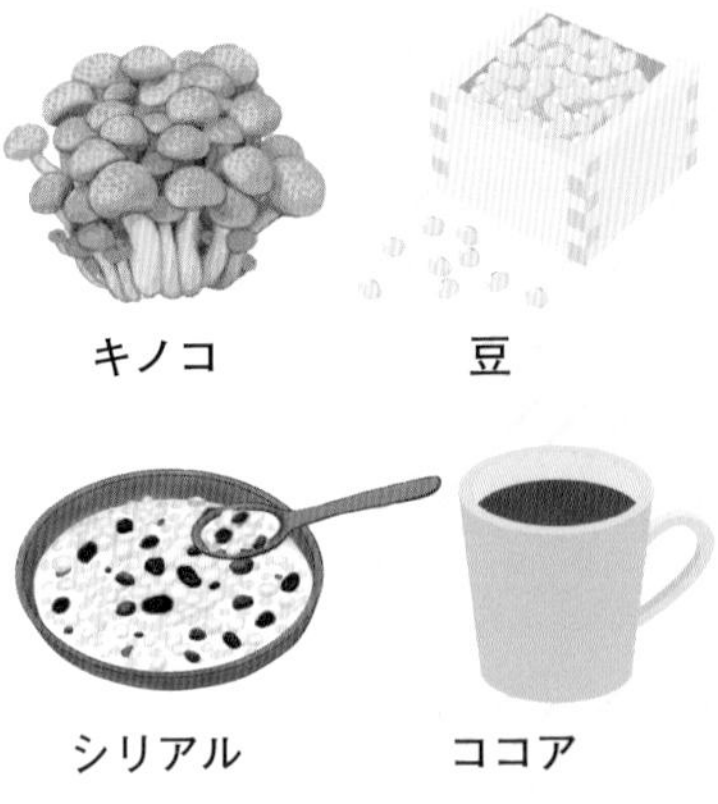

水分を吸収して膨らみながら腸を移動し、有害物質を吸着して排出します。

キノコや大豆、シリアルなどに含まれるセルロースやリグニンなどは不溶性食物繊維。

腸内プロデューサー

日本人は全世代で食物繊維が足りない

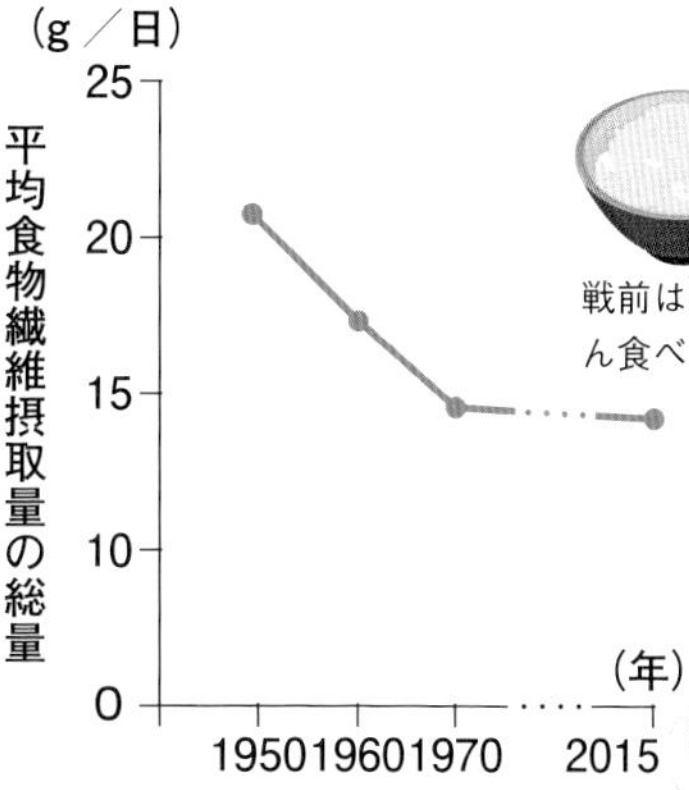

本来の摂取すべき量は
約20g／日（成人の場合）

玄米菜食

戦前は野菜や海藻をたくさん食べて健康的だった。

戦後

洋食化

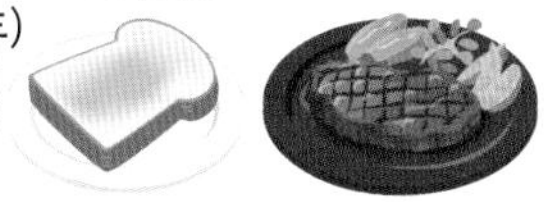

食の欧米化が不健康な状態を生み出した。

食物繊維含有量高め！オススメ４選

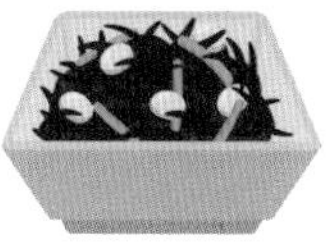

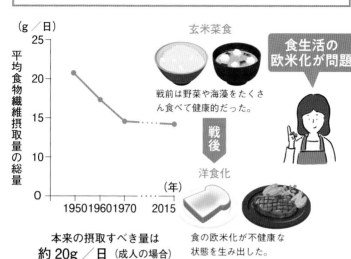

ひじき
海藻に含まれる含有量は圧倒的に多い。

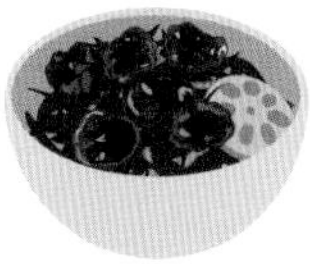

キクラゲ
中華料理でおなじみの食材にも、たくさん含まれる。

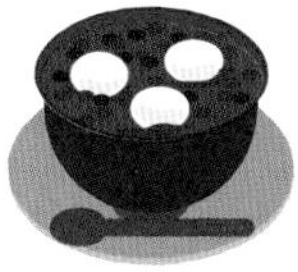

あずき
赤飯やあんこなどでたくさん摂取。

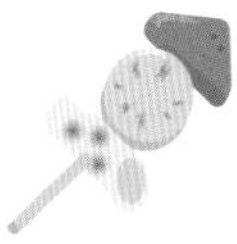

こんにゃく
原料のこんにゃく粉は食物繊維の宝庫。

食物繊維は日本食の中にたくさん含まれている

戦後の欧米化の影響で脂質と糖質を摂取する量が増え、野菜や海藻を食べる機会が減っていることは、由々しき事態です。

食物繊維は血糖値の急上昇をセーブして高血圧を予防し、排便を円滑にする大切な栄養素です。積極的に摂取する習慣をつけなければいけません。

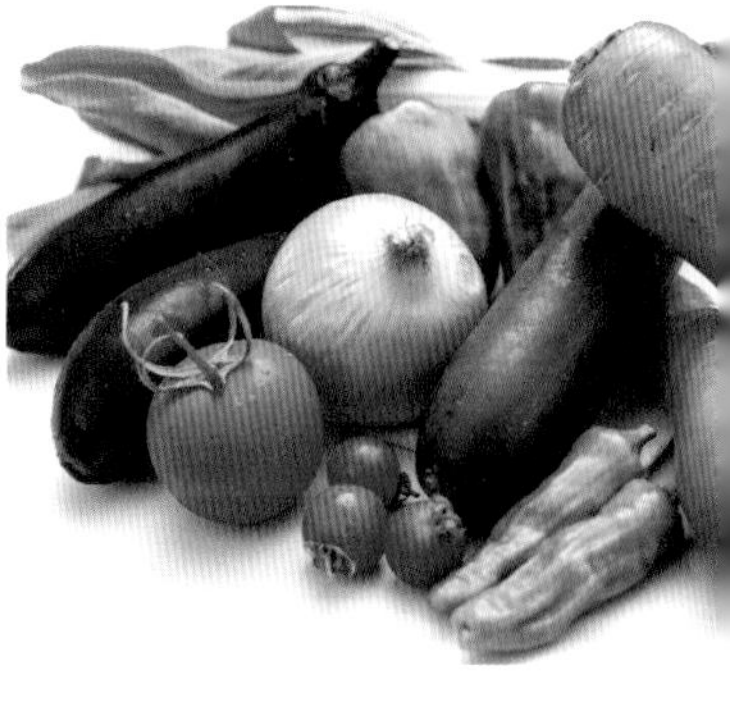

脂質×ビタミンB_2＝エネルギー

レバーと大豆製品で余分な脂肪を燃焼する！

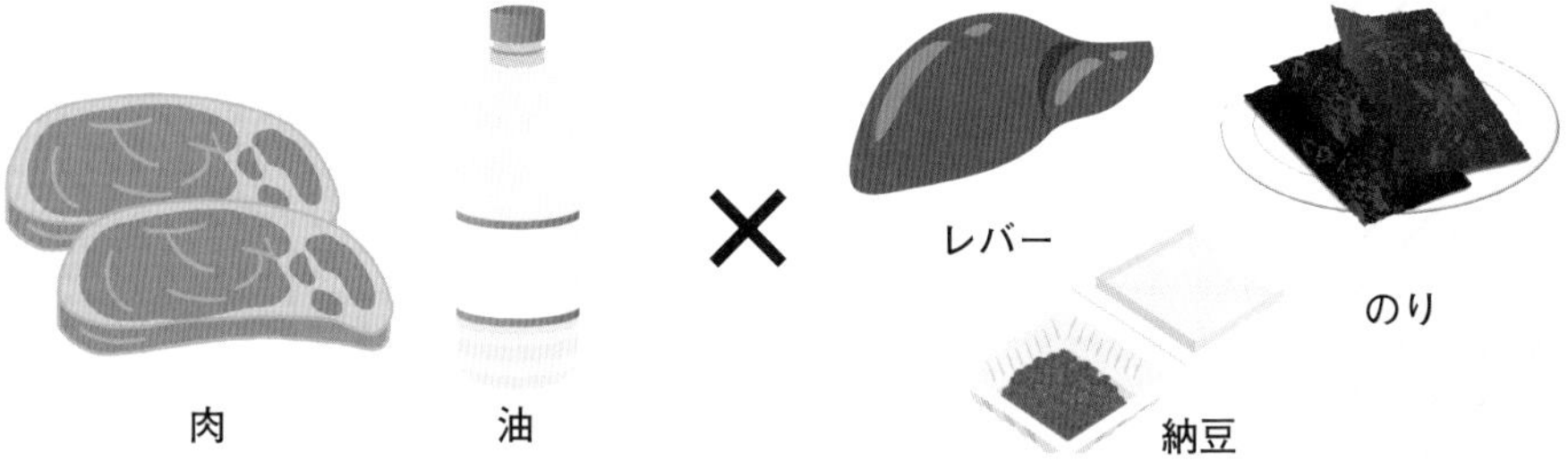

脂質

肉や油に含まれる脂質はエネルギーになるが脂肪にもなりやすい。

ビタミンB_2

レバーや納豆などの大豆製品に含まれるビタミンB_2が脂肪をエネルギーに変える。

ビタミンB_2がたくさん含まれる食材

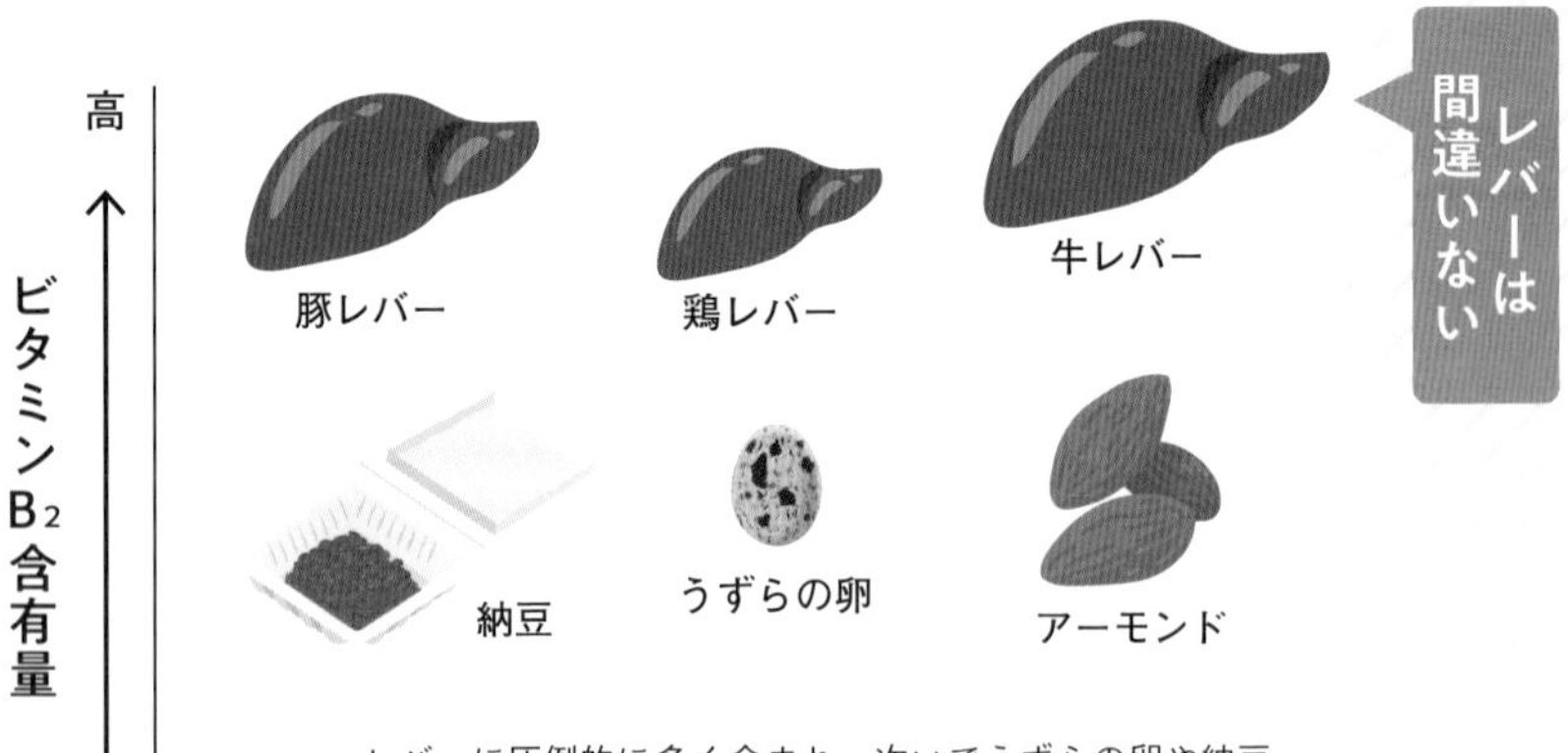

レバーに圧倒的に多く含まれ、次いでうずらの卵や納豆、のりにも含まれる。

3大栄養素

炭水化物（糖質＋食物繊維）　たんぱく質　脂質

×

ダイエットに最強 ▶ ビタミンB_2

↓

エネルギーに変換

ビタミンB_2は、脂質だけではなく、たんぱく質や炭水化物の分解も助けるダイエットの味方なのです。

ビタミンB_2のその他の効用

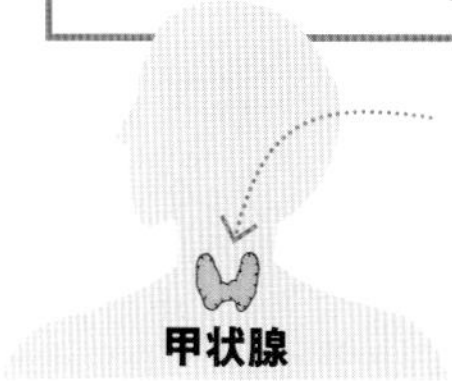

ビタミンB_2

ビタミンB_2は甲状腺にも働きかけ、新陳代謝をよくします。

充足

代謝◎　血液サラサラ　やせる

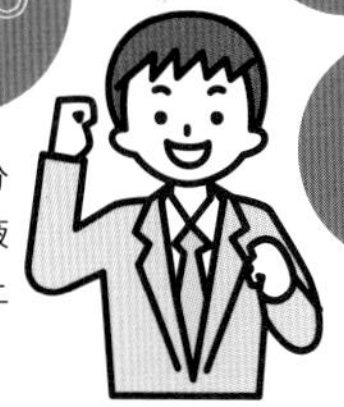

ビタミンB_2を十分に摂取すれば血液サラサラ、肥満防止にもつながります。

不足 ▶ 新陳代謝乱れ

ビタミンB_2が不足すると新陳代謝にも乱れが生じます。

冷え性　便秘　むくみ

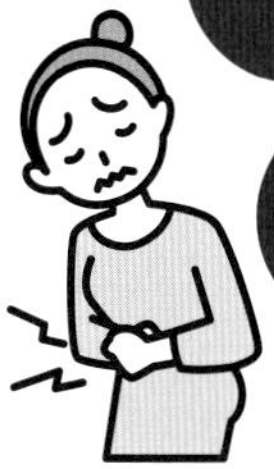

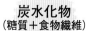

新陳代謝が乱れると、冷え性や便秘など体調に問題をきたします。

ビタミンB_2は肥満防止に欠かせない代謝の栄養素

ビタミンB_2は「発育のビタミン」と呼ばれるくらい細胞の再生と成長を促進する働きがあります。そして脂肪の原因である脂質の代謝を促す働きがあり、ダイエットに欠かせない栄養素でもあります。

糖質やたんぱく質もエネルギーに変える作用があるため、「脂肪生成抑制のためのビタミン」といっても過言ではありません。他にホルモンバランスを維持する働きもあります。

美容と若さの秘訣は

ビタミンE摂取で活性酸素を除去！

活性酸素が起こす3つの問題

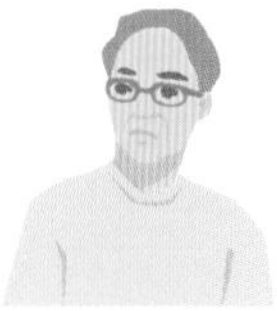

シワ・シミ

酸化することによる弊害で、シワやシミが増えます。

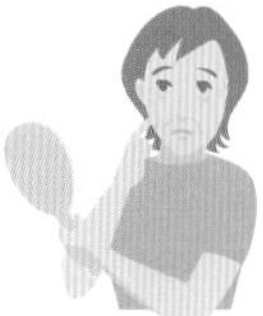

老化

細胞が酸化していくことにより老化が促されます。

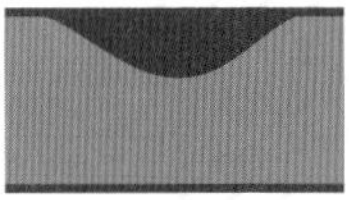

動脈硬化

たんぱく質が変性し、動脈硬化の原因になります。

ビタミンEは活性酸素を除去する

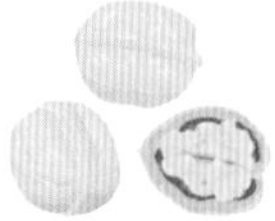

クルミ

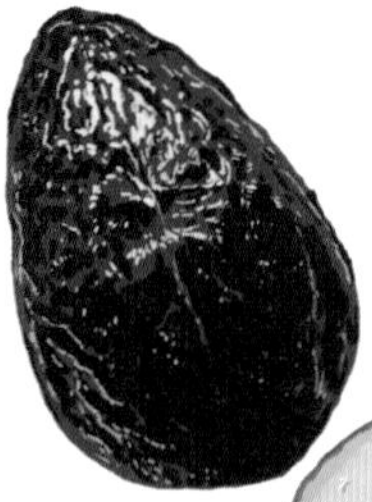

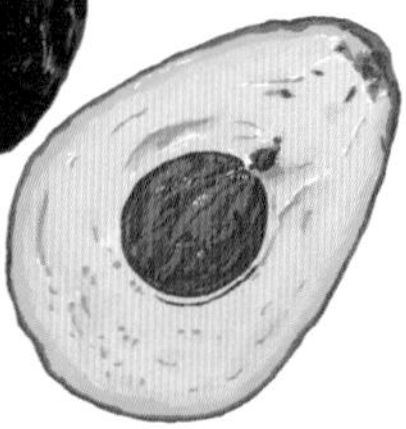

アボカド

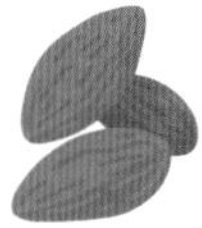

アーモンド

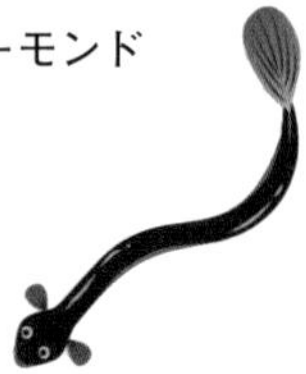

うなぎ

ビタミンEが多く含まれるアボカドやナッツ類を摂ることによって活性酸素が除去されます。

ビタミンEの効果　抗酸化作用によるメリット4選

血圧低下

細胞を酸化から防ぎ血圧を低下させる効果があります。

若返り

抗酸化作用により肌のハリや潤いが維持されます。

美容

肌や髪につやを与えて高い美容効果をもたらします。

悪玉コレステロール減少

悪玉コレステロールを減少させることで、病気予防になります。

アボカドとアーモンド

抗酸化作用で若返り効果
ビタミンEで老化を防止

　美容と若さは多くの女性の願いですが、そのために欠かせない栄養素がビタミンEです。肌の若返りや老化防止には、肌や細胞を酸化させる活性酸素の活動を抑制する栄養素の存在が欠かせません。
　ビタミンEは活性酸素を除去する栄養素の代表格です。また、ビタミンEには血圧低下や悪玉コレステロールを減少させる効果もあります。アボカドやアーモンドなどのナッツ類にはたくさんのビタミンEが含まれています。

ビタミンEが豊富な食材

アボカド、アーモンドがオススメ

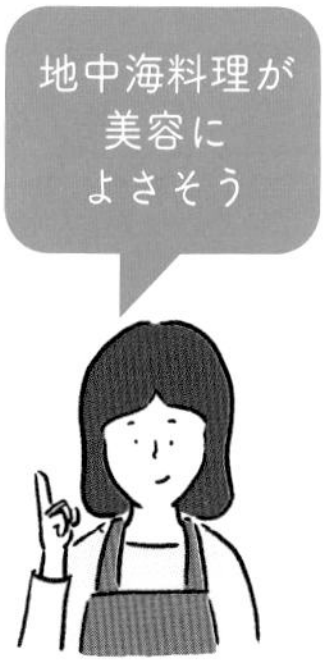
地中海料理が
美容に
よさそう

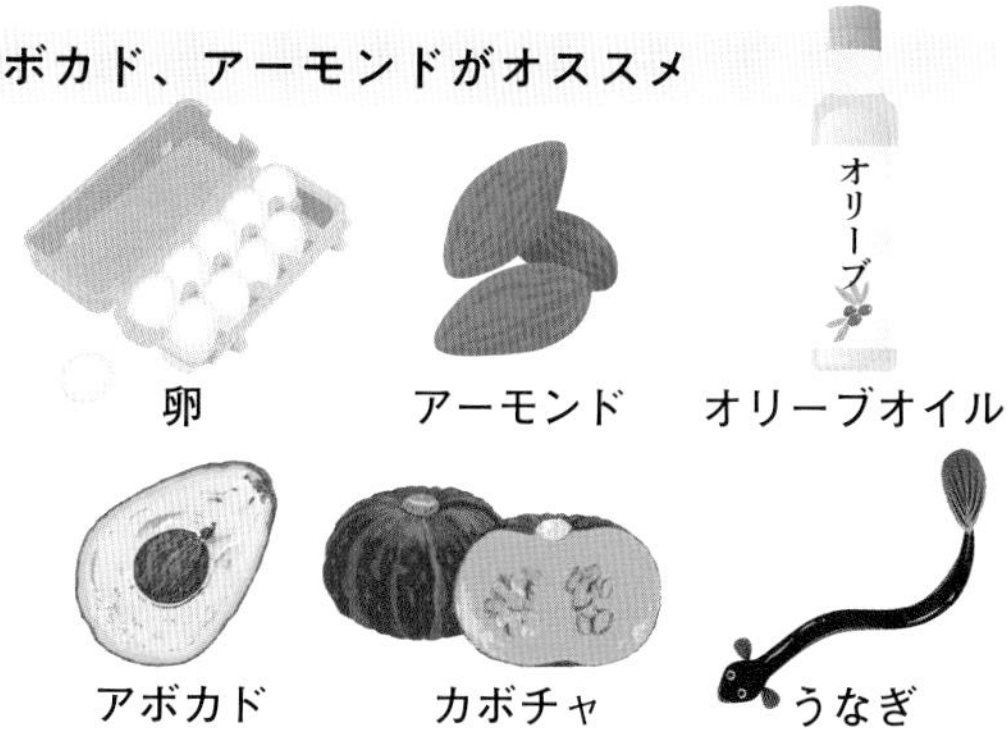
オリーブ
卵
アーモンド
オリーブオイル
アボカド
カボチャ
うなぎ

卵やオリーブオイルにも含まれます。オススメはスナックとして摂取しやすいアーモンドなどのナッツ類です。

他の抗酸化物質…

生活習慣病の予防

老化防止

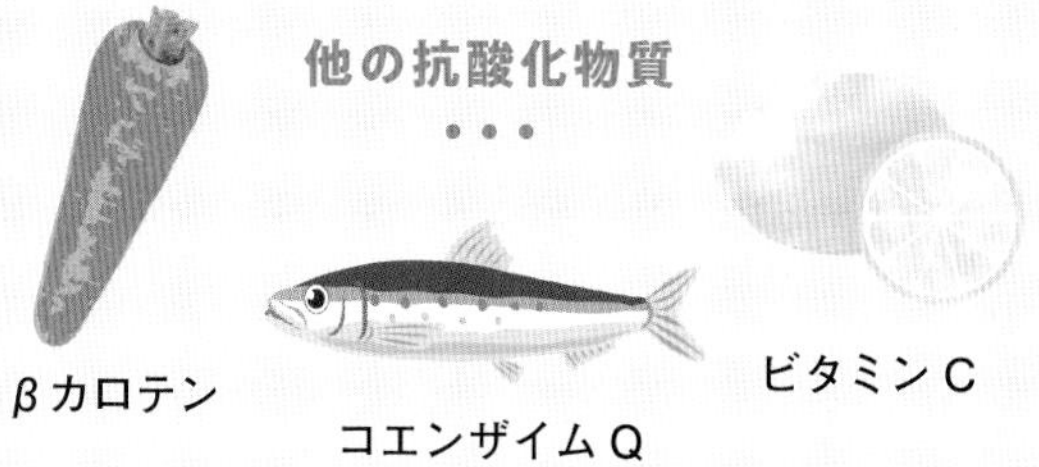
βカロテン
コエンザイムＱ
ビタミンＣ

抗酸化物質は、ビタミンＥだけではありません。野菜に多いβカロテンやビタミンＣなどの他、イワシなどの魚類に含まれるコエンザイムＱなども抗酸化物質です。

最近よく目にするけれど…トクホってどういうもの？

健康機能の表記は勝手にできない

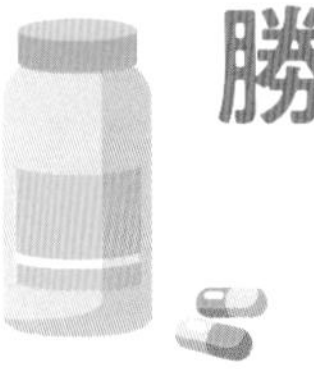

コレステロール
血圧下がる

厚生労働省許認可
(特定保健用食品ロゴ)

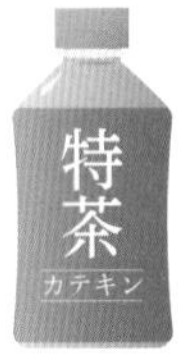

特茶
カテキン

特定保健用食品（特保）

健康機能の表示には日本特有のルールがあり、
特定保健用食品は特に審査が厳しい。

健康機能の表記例

- 体脂肪を減らすサポート
- 糖分の吸収を抑える
- 血糖値が気になる方へ

特保と「保健機能食品」には表記ができる

保健機能食品

特保　栄養機能食品　機能性表示食品

保健機能食品には3つの種類があり、特定保健用食品は最も審査が厳しく、ハードルが高い部類に区別されます。

一般健康食品

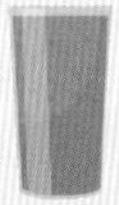

青汁

青汁などの一般健康食品には、健康の機能に関する表記が認められていません。

医薬品ではないけれど健康効果に根拠あり

健康機能に効果がある、という表示は一定の条件を満たさないとできません。

左図のように、健康機能表示できる食品は「保健機能食品」と呼ばれます。保健機能食品には機能性表示食品、栄養機能食品、特定保健用食品の3種類があり、それぞれ条件が違いますが、健康に効果がある科学的根拠を示すことができます。ちなみに、保健機能食品は医薬品とは別のものです。

3種の保健機能食品

特定保健用食品（トクホ）

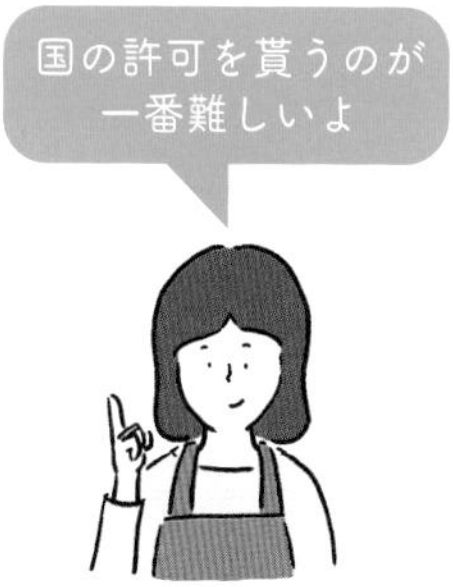
国の許可を貰うのが
一番難しいよ

国の審査

許認可

**血糖値・体脂肪効果
表示 OK**

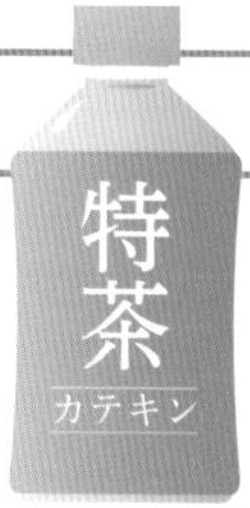

特定保健用食品は、国の厳しい審査を経て許可を得た商品なので、一番ハードルが高い健康食品に分類されます。

機能性表示食品

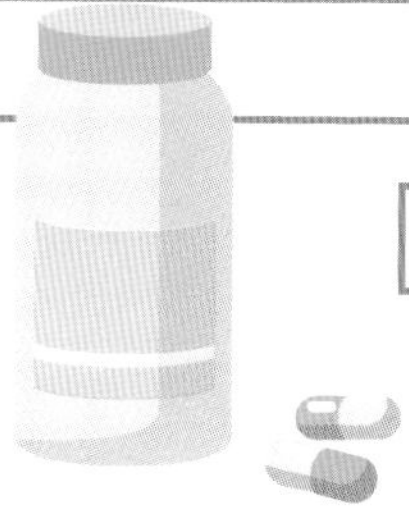

届出

審査なし

科学エビデンス表示

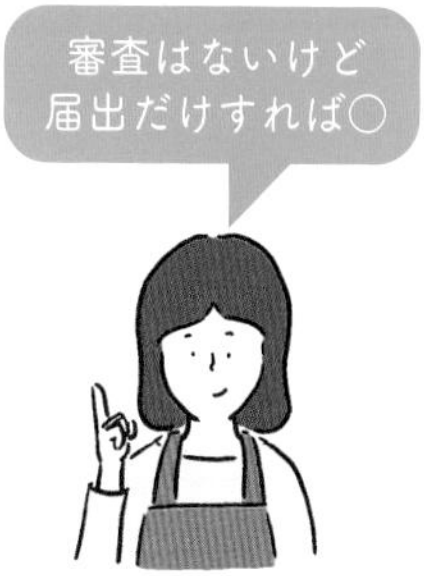
審査はないけど
届出だけすれば○

審査はありませんが、届出は必要です。効果の科学的根拠を記載することができます。

栄養機能食品

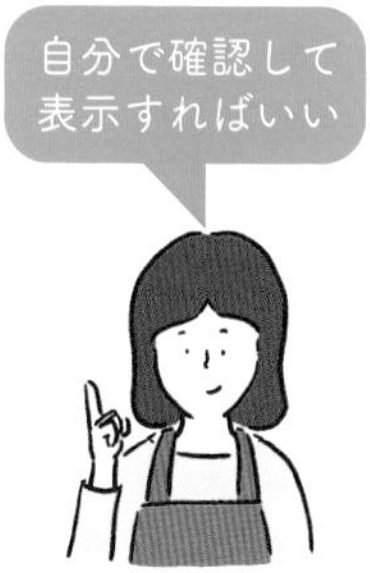
自分で確認して
表示すればいい

審査・届出なし

規格基準適合確認

栄養成分表示 OK

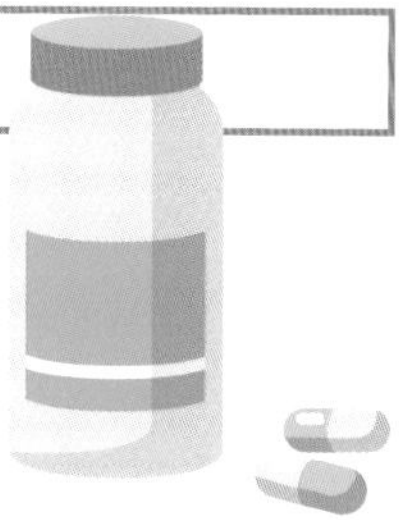

審査・届出をすることなく、国の基準に基づいた栄養表示をすることができる食品です。

コラーゲンは体内で分解されてしまう

コラーゲンを摂るだけでは美容効果ゼロ

コラーゲンの誤認識

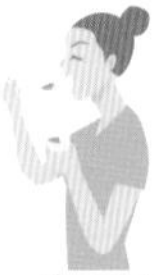

食べたコラーゲン

翌日

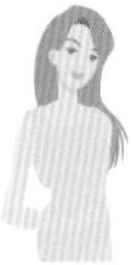

肌のコラーゲン

すぐ肌プルプル

食べたコラーゲンがすぐ体のコラーゲンになるわけではありません。必ず一度アミノ酸になります。

コラーゲンの正解

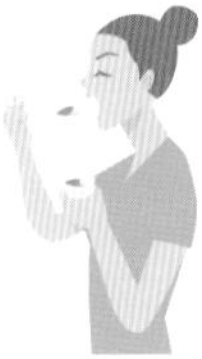

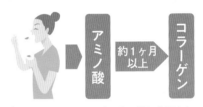

アミノ酸

約1ヶ月以上

コラーゲン

食べたコラーゲンは一度アミノ酸に分解されて約1ヶ月以上かけて組織のコラーゲンに合成される。

コラーゲンの生成過程

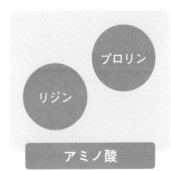

プロリン

リジン

×

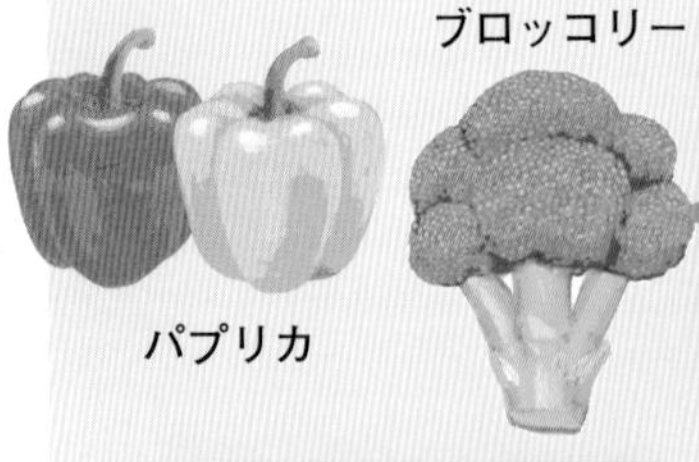

ビタミンCが必要不可欠！

アミノ酸

アミノ酸の一種であるリジンやプロリンがコラーゲンの原料になります。

ビタミンC

コラーゲンは、アミノ酸とビタミンCが合成されてできます。

‖

コラーゲン

ビタミンCとたんぱく質が大事

コラーゲンの体内での役割は？

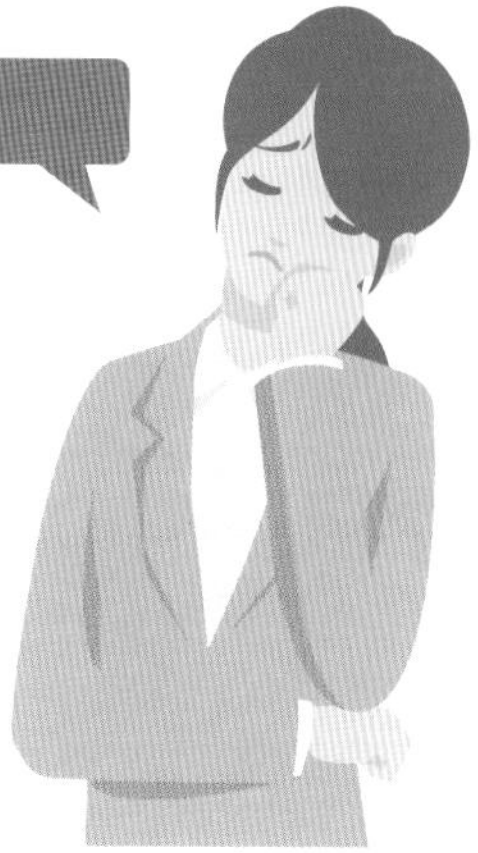

体内たんぱく質の30%

骨
腱、軟骨

皮膚の弾力性

皮膚の70%

コラーゲンは、皮膚組織や骨の成分そのものなのです。

リジンを多く含む食材

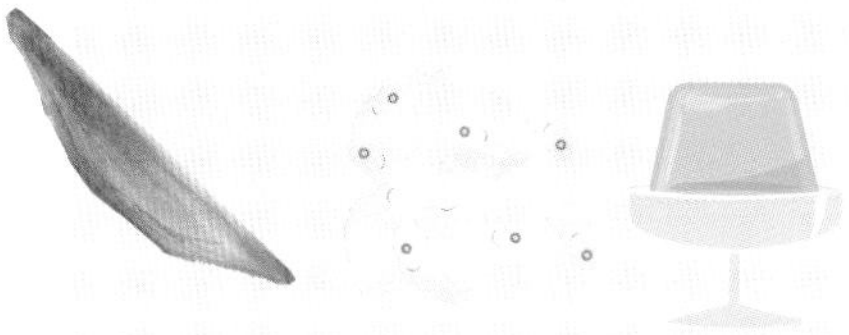

カツオ節　しらす干し　ゼラチン

ゼラチンの他、カツオ節やしらす干しなどの魚にたくさん含まれています。

プロリンを多く含む食材

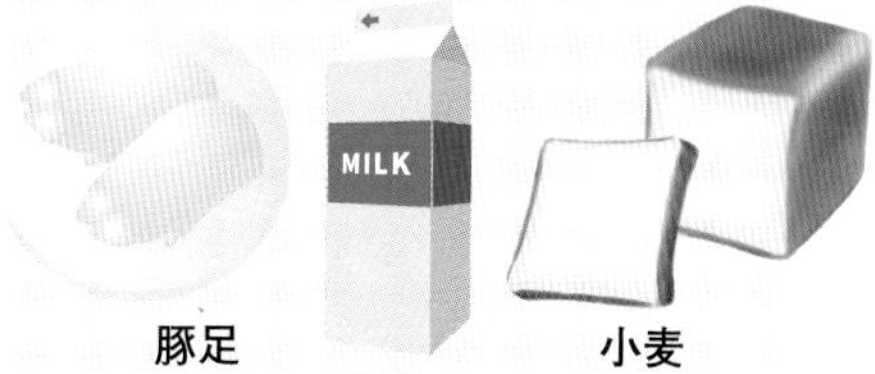

豚足　牛乳　小麦

豚足などのコラーゲンの多い食品にプロリンはたくさん含まれています。

コラーゲン生成に必要なのはコラーゲンじゃない

お肌の健康のためにコラーゲンをサプリで摂取したり、コラーゲンをふんだんに含む食品を積極的に摂取する人がいますが、実はコラーゲンはたんぱく質の一種。

　食品として摂取したコラーゲンは普通のたんぱく質同様、一度分解されてアミノ酸になり、体を作る過程で一部がコラーゲンとして生成されることになります。つまり、無理してコラーゲンを摂取しなくても、たんぱく質やビタミンCを適切に摂取すれば肌つやはよくなるのです。

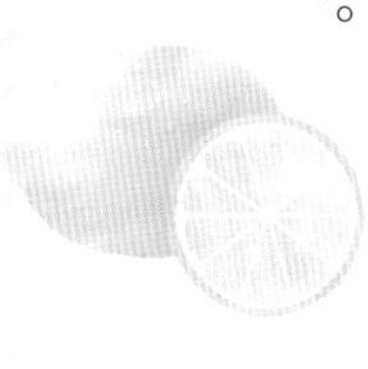

一番いいのは飲みすぎないことだが…

二日酔いを防ぐおつまみは

ナイアシンがアルコールを分解

お酒と一緒に食べるとイイ

二日酔いを避けたいなら、ナイアシンを含むカツオや鶏むね肉を食べること。

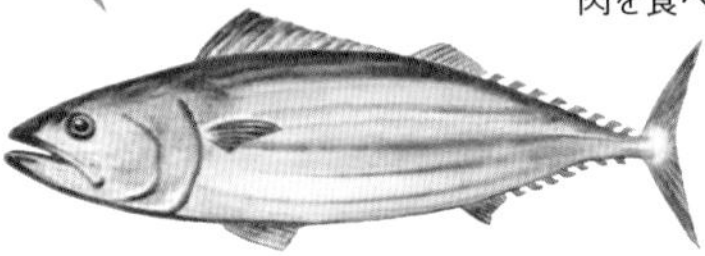

カツオ

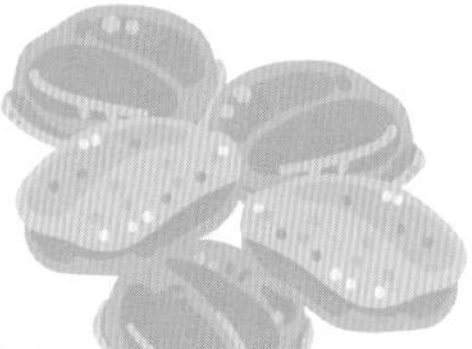

鶏肉

ナイアシンの効果

炎症を防ぐ

炎症

ナイアシンは皮膚や粘膜に働きかけ、炎症が起きるのを防ぎます。

アルコール代謝

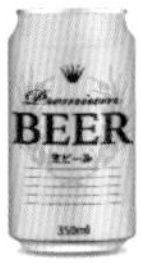

ナイアシンは、アルコール分解時に生成される、二日酔いの元である毒素を分解します。

糖質・脂質・たんぱく質の代謝

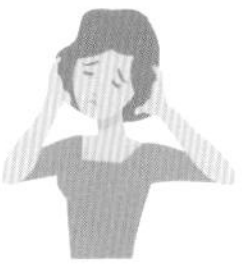

ナイアシンは、糖質、脂質、たんぱく質の代謝をサポートします。

心の健康

代謝

ナイアシンを多く摂取すると心の安定作用のあるセロトニンが円滑に合成されます。

二日酔いにならないための毒素を分解する栄養素

お酒を飲む人にとって、一番避けたいのは、二日酔いでしょう。二日酔いになる原因は、アルコールを分解した際に生成されるアセトアルデヒドが十分に処理されないことです。ナイアシンをはじめとする一部の栄養素には、このアセトアルデヒドを積極的に分解する作用があります。おつまみはナイアシンを含むカツオや鶏肉にするなど、飲みすぎた翌日に悩まされない工夫をしましょう。

カツオ&鶏むね肉

ナイアシンを含む食材

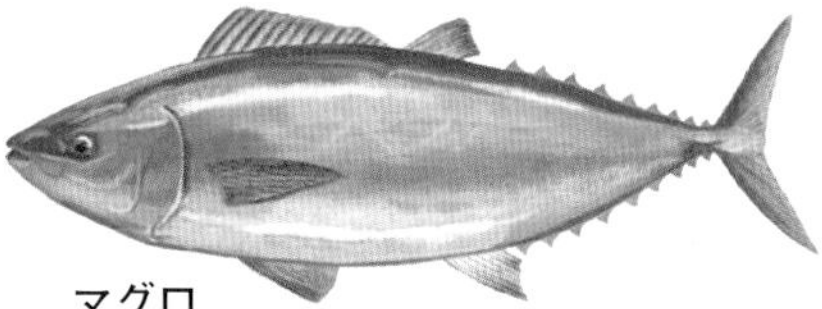
マグロ

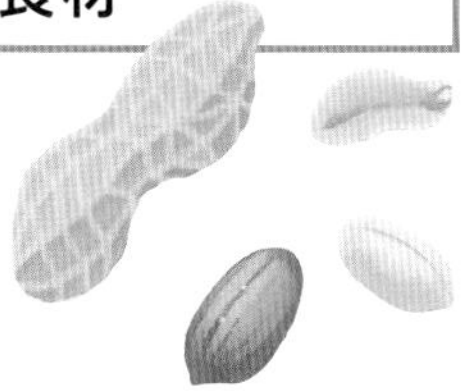
ピーナッツ

おつまみに 刺身と唐揚げ！

マグロ、鶏肉の他、ピーナッツや舞茸などのキノコ類にもナイアシンは豊富に含まれています。

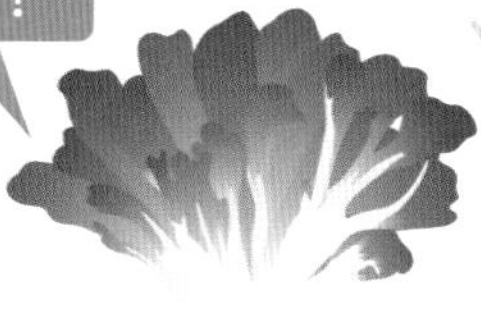
舞茸

鶏むね肉

アルコールを分解する栄養素を積極的に摂りましょう

飲みすぎ注意！

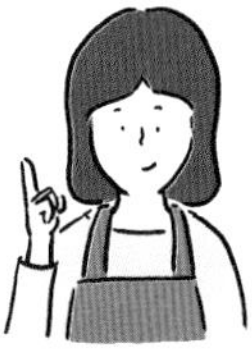

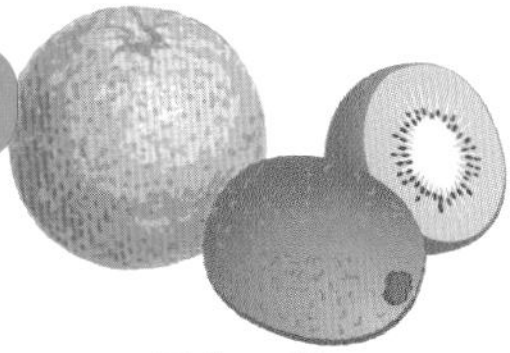
フルーツ

フルーツの中でも柑橘類やキウイにはアセトアルデヒドの分解をサポートするビタミンCがたっぷり含まれています。

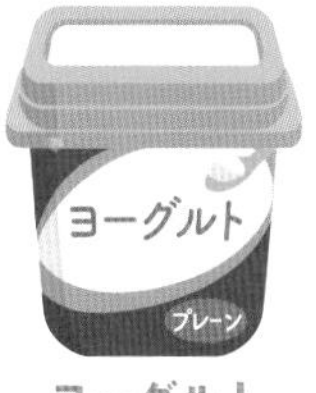

ヨーグルト

たんぱく質を摂取するとアルコールの分解がスムーズになります。ヨーグルトなら胃にやさしく摂りやすい！

二日酔い防止の栄養素

アセトアルデヒドを分解するのはナイアシンだけではありません。ビタミンCやたんぱく質を適宜摂取することで体内のアセトアルデヒドを円滑に分解させましょう。

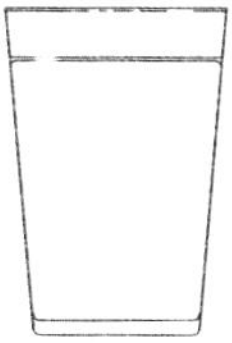
水

水分を摂ることで、血液中のアセトアルデヒドが薄まる作用が期待できます。適宜水分を摂るようにしましょう。

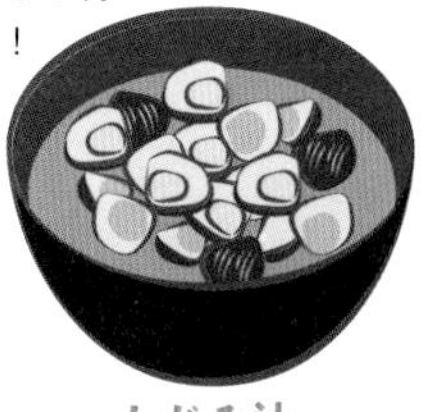
しじみ汁

しじみに多く含まれるオルニチンは肝臓で働くアミノ酸で、解毒をサポートしてくれます。味噌にもたくさんの栄養素があります。

ストレス対策にも欠かせない!?

ビタミンCの王様はレモンじゃなくてブロッコリー

実は野菜に大量に含まれる!?

ビタミンCの効用

ビタミンC＝レモンという常識は実は間違っています。野菜や芋類にも多く含まれます。

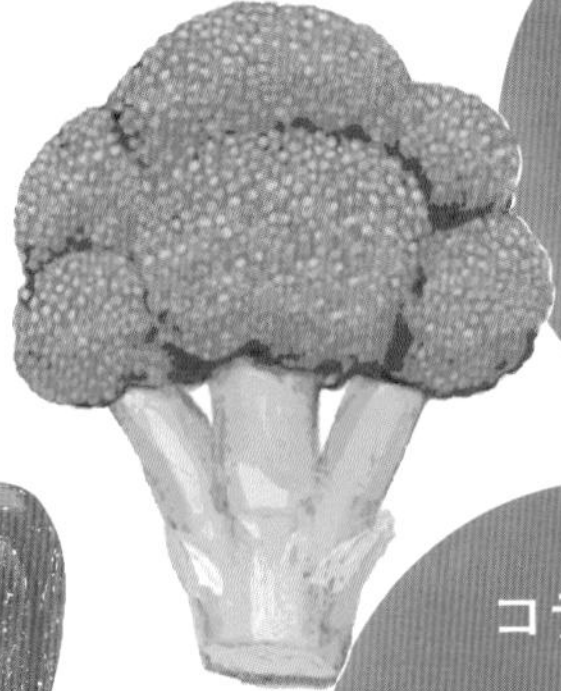

活性酸素を除去

ビタミンCには活性酸素を除去する抗酸化作用があります。アンチエイジングの効果が期待できるのです。

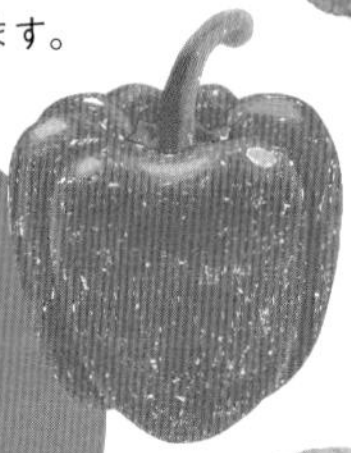

鉄の吸収

体内に取り込んだ鉄を吸収して、体調維持をサポートします。

コラーゲン生成

お肌のぷるぷるを創出するコラーゲン生成の材料にもなります。若返りや美容にも効果あり。

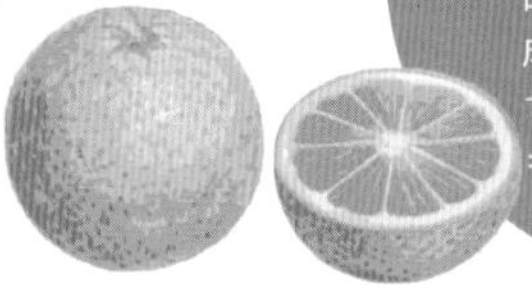

疲労やストレスを解消する効果のビタミンC

夏バテになったらビタミンCを摂取するというイメージがありますが、実はビタミンCの効果はそれだけではありません。

ビタミンCは、ストレスに対抗する副腎皮質ホルモンの生成材料です。夏の暑さだけではなく、多くのストレス対策にもビタミンCは有用なのです。また、ビタミンCには抗酸化作用があるほか、コラーゲン生成にも関係しているので、適量を摂取すれば老化防止や美容効果も期待できます。

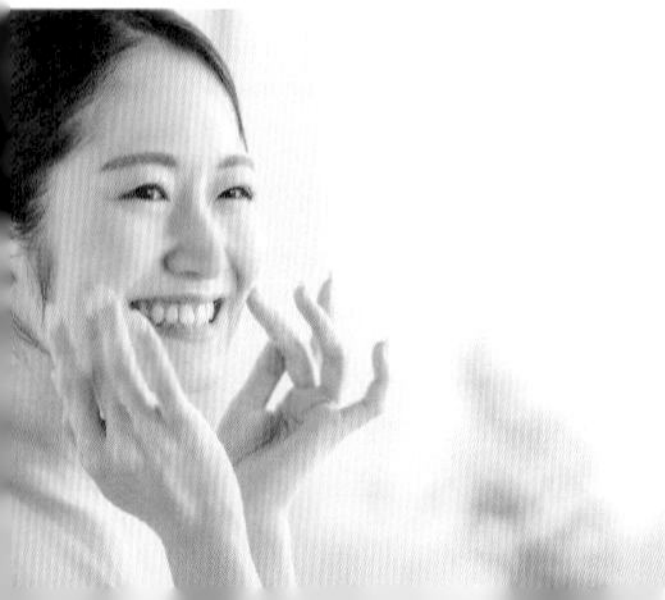

ストレス過多でビタミンCを大量消費!?

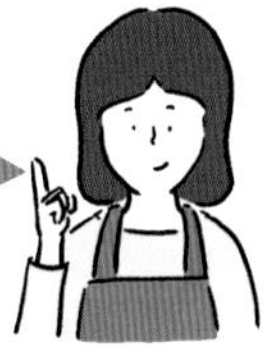

暑さ
疲れ
ストレス
→ 副腎皮質ホルモン分泌 → 抗炎症作用／代謝活性
（ビタミンC → 副腎皮質ホルモン分泌）

暑さ、疲労やストレスによって副腎皮質ホルモンが生成されます。

副腎皮質ホルモンの生成にはたくさんのビタミンCを必要とします。

副腎皮質ホルモンには抗炎症作用や代謝を促す作用があります。

水に弱い…

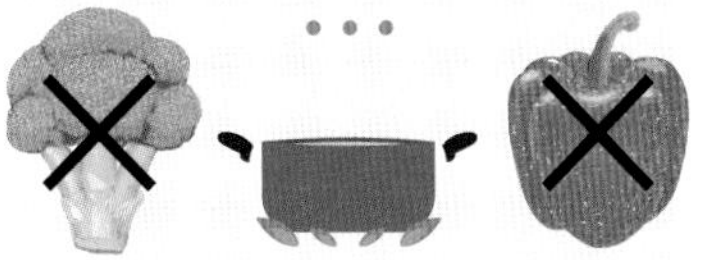

ビタミンCを含む食材を調理する際は、できるだけ茹でる時間を短くするのが理想です。

芋類に多い…

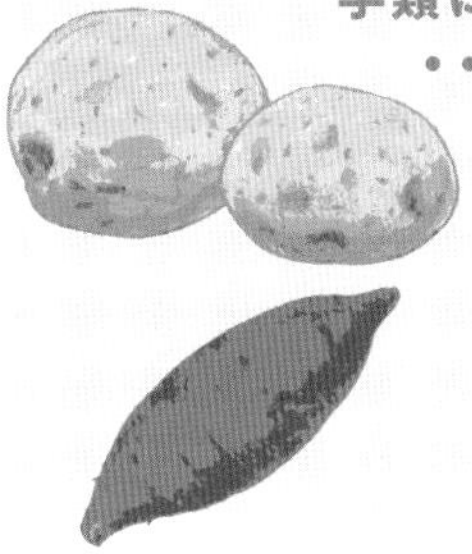

ビタミンCはフルーツばかりではなく、芋類にもたくさん含まれています。ストレス過多の際はじゃがいもを食べるのも効果的です。

ビタミンCサプリは排泄が早い

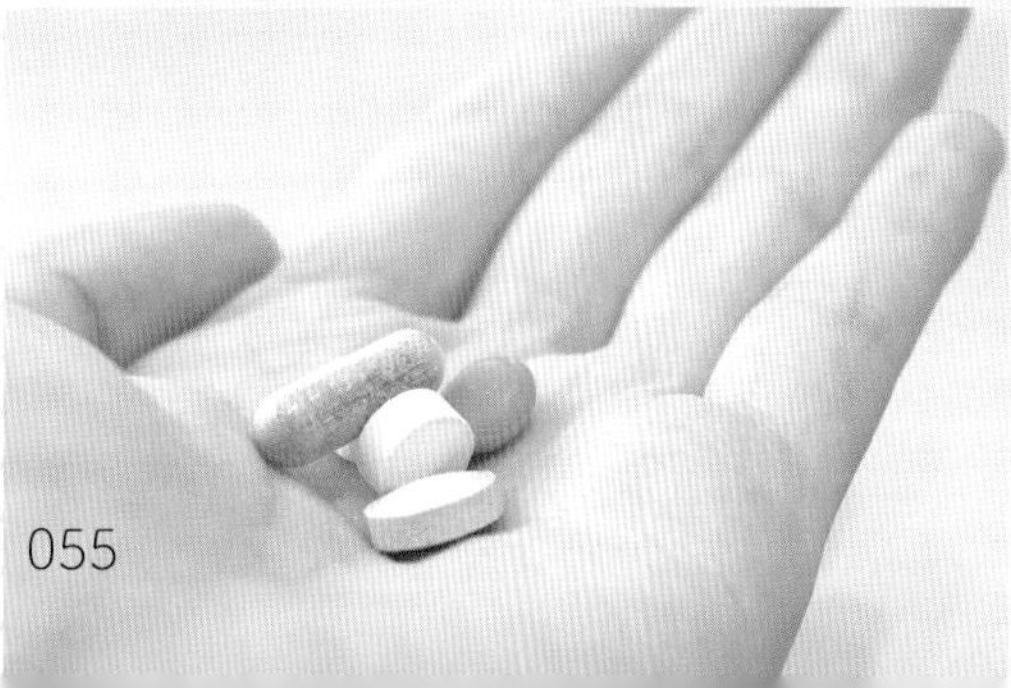

ビタミンCを食材から摂取するかわりにサプリメントを活用する人もいますが、サプリメントは食材よりも早く排泄される傾向があります。食材から摂取した方が効果も期待できるというわけです。

PART 3

生か茹でるか？
切るか切らないか？
だけで変わる栄養摂取率

最強調理法公開

栄養素は、調理の仕方によって多様に変化します。刻むと増える栄養やスープにすると摂取しやすい栄養など、さまざまあります。

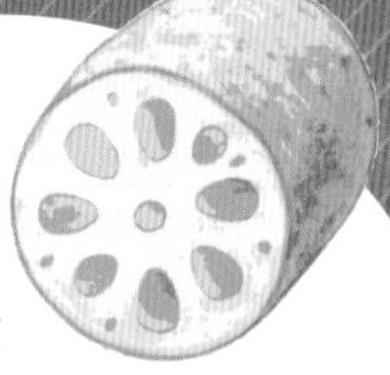

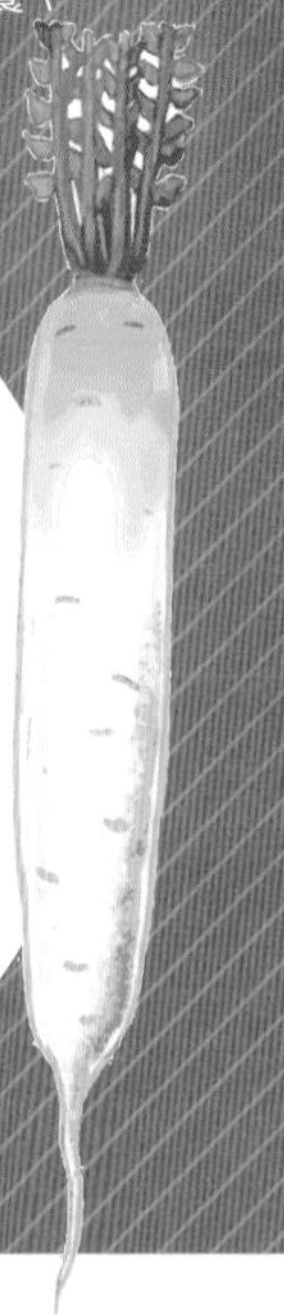

根菜は皮を食べた方がいい

にんじんや大根などの根菜類の多くは、皮の近くに高い栄養価があります。できるだけ、皮を捨てずに調理すると無駄なく栄養を摂取することができます。

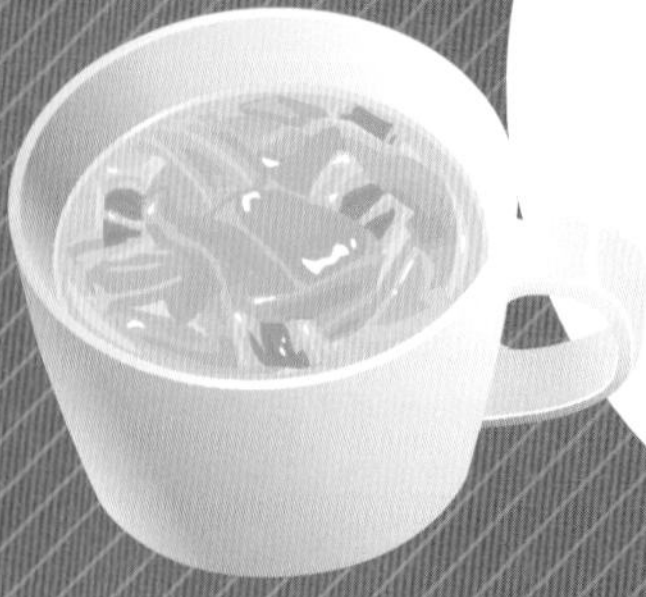

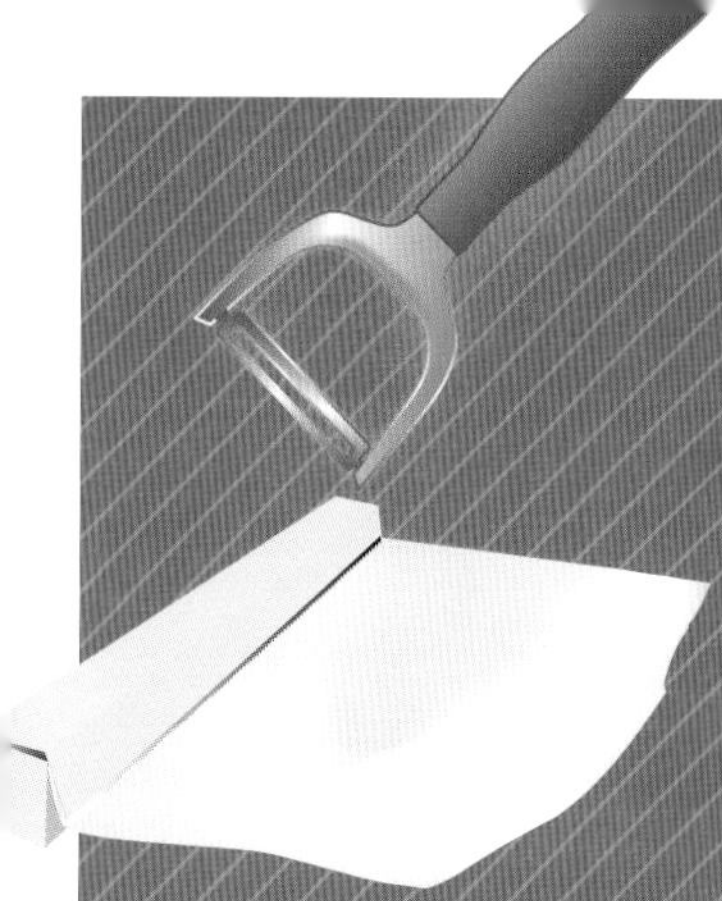

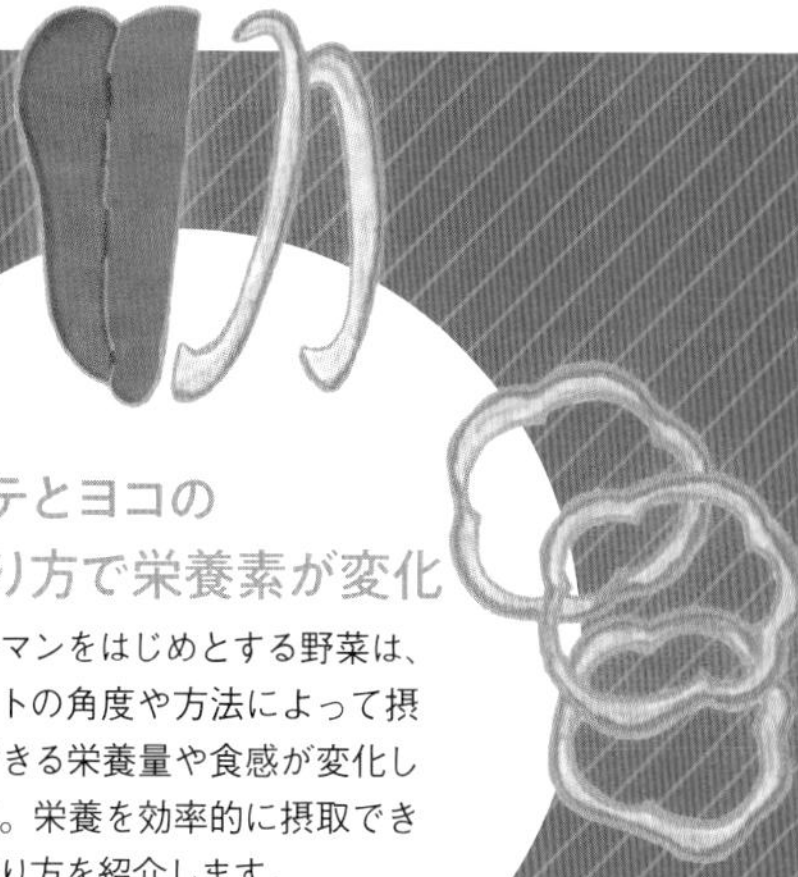

タテとヨコの切り方で栄養素が変化

ピーマンをはじめとする野菜は、カットの角度や方法によって摂取できる栄養量や食感が変化します。栄養を効率的に摂取できる切り方を紹介します。

調理法によって変化する
栄養の摂り方を紹介します

吸収率がみるみる上がる!

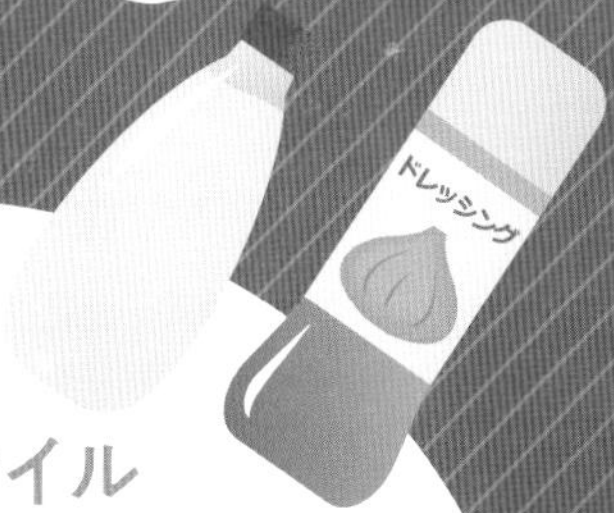

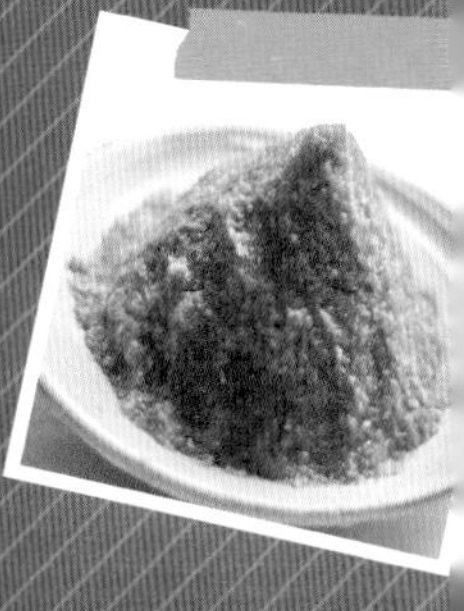

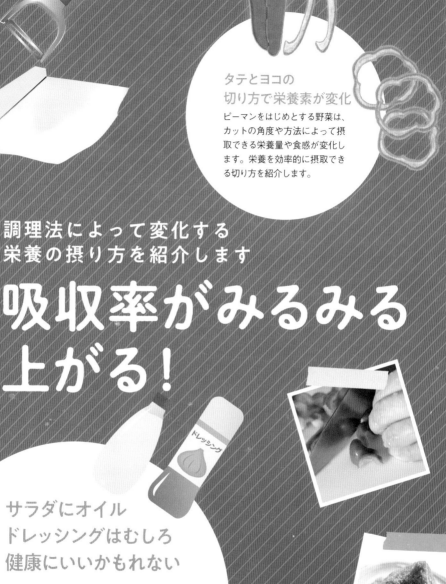

サラダにオイルドレッシングはむしろ健康にいいかもしれない

最近は、健康のためにノンオイルドレッシングが推奨される傾向にありますが、実は栄養素によっては油と一緒に食べた方が吸収率が高いものもあります。

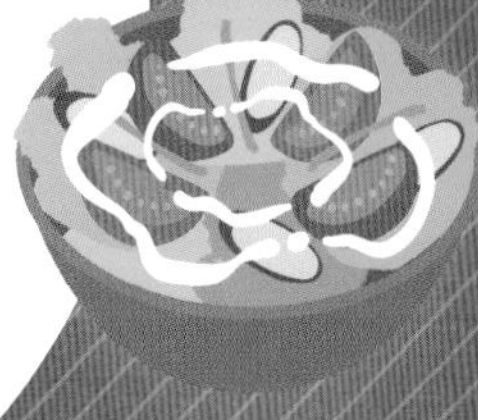

栄養素を失わずに火を通すには…

ほうれん草は株ごと加熱！

茹でるだけでビタミンCは流れ出る

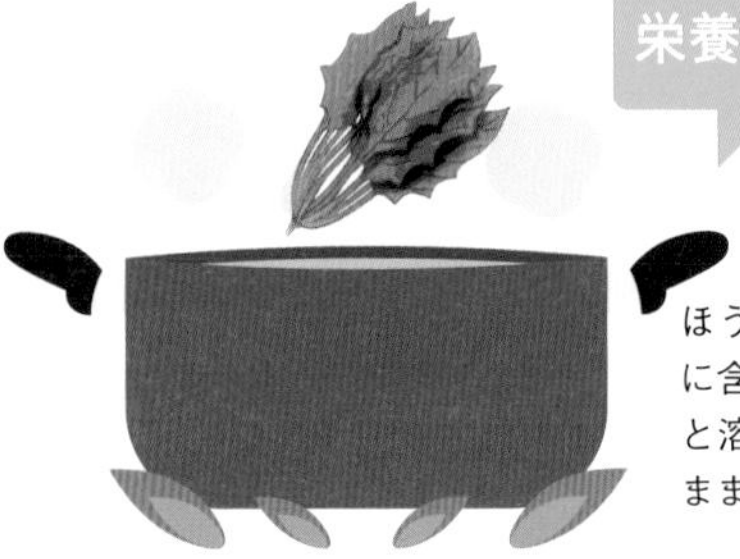
長い時間茹でると栄養が流れ出てしまう

ほうれん草をはじめとする野菜に含まれるビタミンCは茹でると溶け出してしまいます。株のまま茹でましょう。

水にさらしても流れ出る

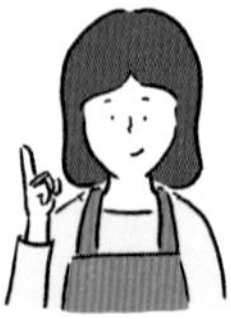
水にさらすなら株のまま

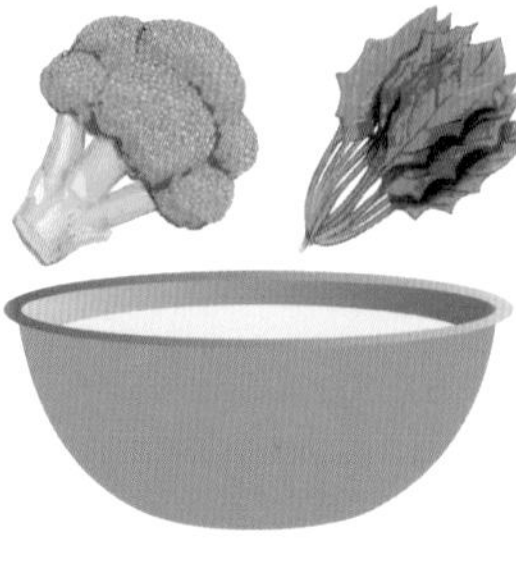

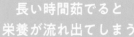

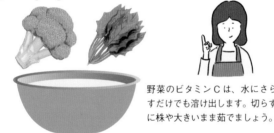

野菜のビタミンCは、水にさらすだけでも溶け出します。切らずに株や大きいまま茹でましょう。

ラップしてレンジか蒸し器が◎

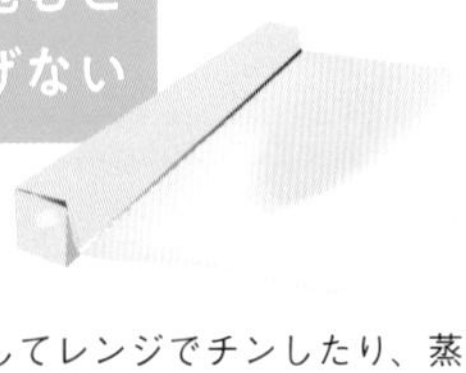
ラップで包むと栄養が逃げない

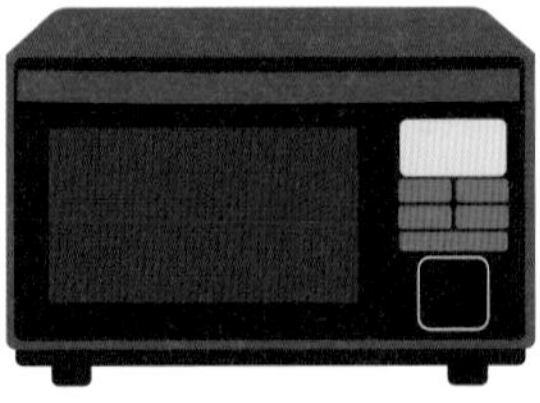
ラップしてレンジでチンが最強！

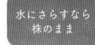

しっかりラップしてレンジでチンしたり、蒸し器で蒸すのがベストな火の通し方です。

生では食べられない野菜

じゃがいも & 芋類

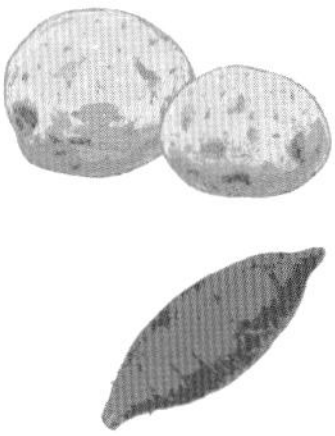

芋類に含まれるでんぷんは加熱調理しないと消化吸収されにくいという特徴があります。食べやすくなるだけでなく、消化吸収されやすくなるという意味では、白米も同様です。長芋・山芋は例外で生食できます。

もやし

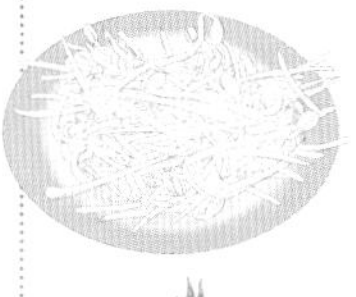

海外では生で食べる習慣もあるようですが、日本とは衛生基準が違うというのが、もやし生産者協会の見解。加熱調理することを前提に生産していることがほとんどです。

キノコ類

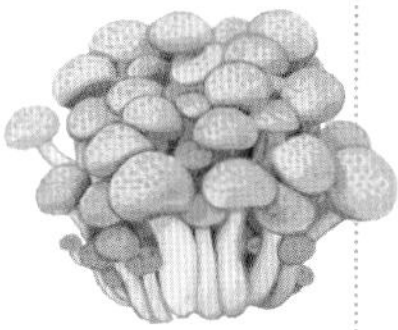

マッシュルーム以外のキノコは生食不可。特にえのきやしいたけは、生で食べると中毒症状や皮膚炎を引き起こす危険性があります。加熱することで毒性は消えるのでご安心を。

山菜・タケノコ

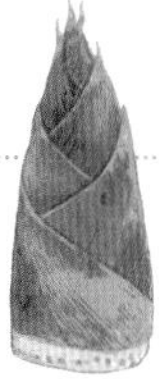

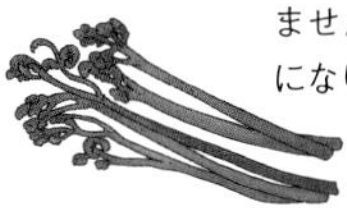

タケノコや山菜はアクがあって生で食べても美味しくありません。必ずアク抜きが必要になります。

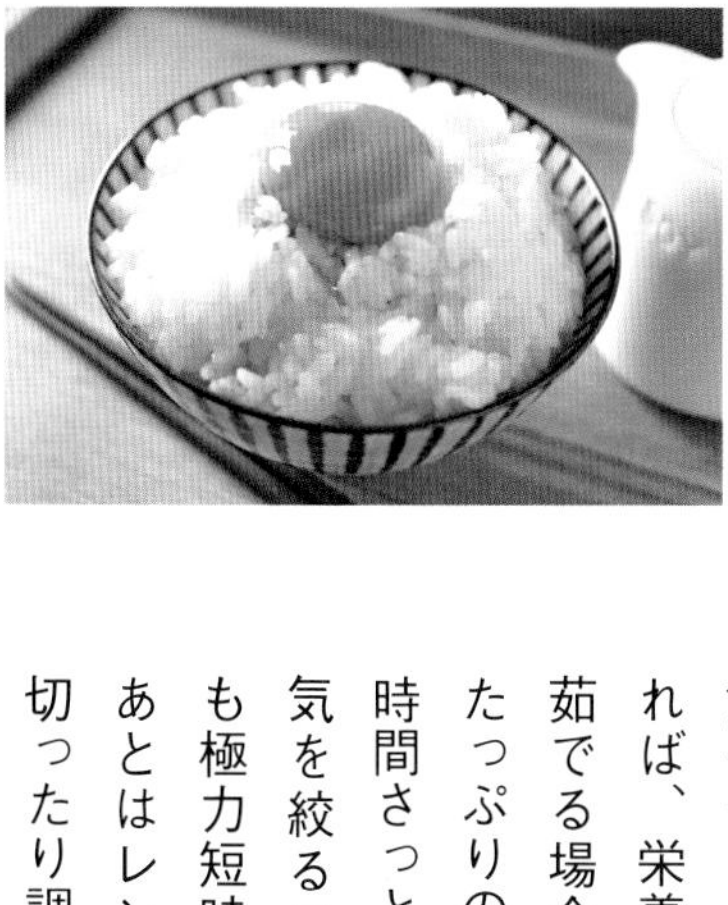

卵を生食するのは日本だけ？

日本人になじみの深い卵かけご飯。実はこれ、諸外国では「シンジラレナイ」ことなんです。サルモネラ菌をはじめとする細菌感染の可能性が本来はあります。しかし、日本では生食を前提に殺菌し賞味期限が設定されているので、実際に中毒を起こす人は少ないのです。

栄養素が溶け出す葉物野菜はレンジでチン

ほうれん草はアクがあるので、通常は茹でたり、水にさらして食べますが、どちらの場合もビタミンCなどの栄養素を逃がしてしまいます。ほうれん草はそのまま、ラップをしてレンジでチンして、食べやすい大きさに切って調味すれば、栄養価のロスを防げます。茹でる場合は、下処理の段階で、たっぷりの湯に少しずつ沈め、短時間さっと茹でたら水にとって水気を絞るのが◎。水にさらすのも極力短時間にとどめましょう。あとはレンチンの場合と同様に、切ったり調味しておいしく召し上がってください。

にんじんは油を使って加熱、
βカロテンは熱に強い！

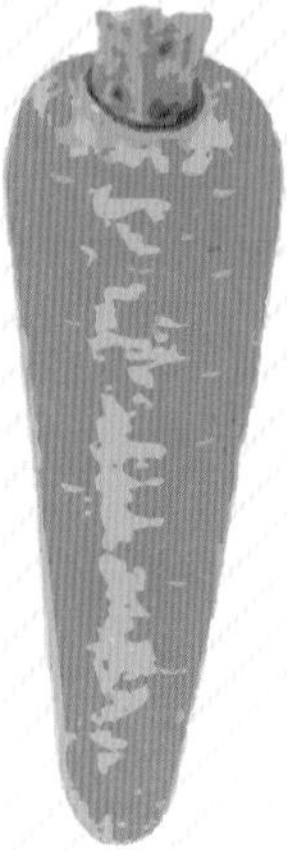

βカロテンは皮に近い方にある

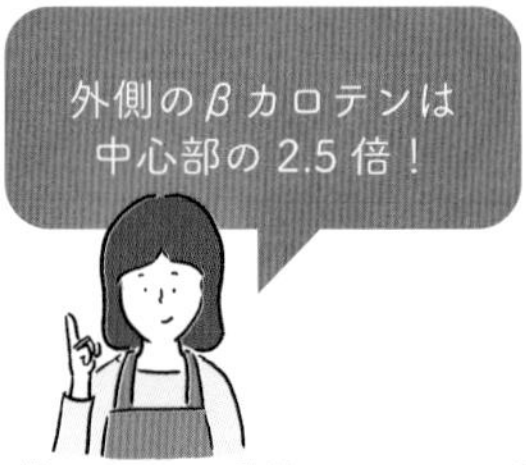

にんじんに含まれる栄養素のβカロテンは色の濃い、皮に近い部分の方に豊富に含まれています。

皮は薄く剥くのがベター

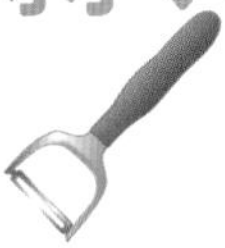

皮はできるだけ薄く剥く

皮をできるだけ薄く剥けば、栄養素のロスは最小限になります。皮剥きグローブなどを使うのも◎。

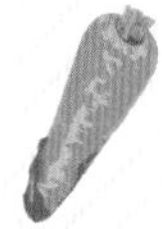

剥かないで食べるがベスト

泥を綺麗に洗い落として皮を剥かないで食べるのが、一番栄養素が摂れる方法です。

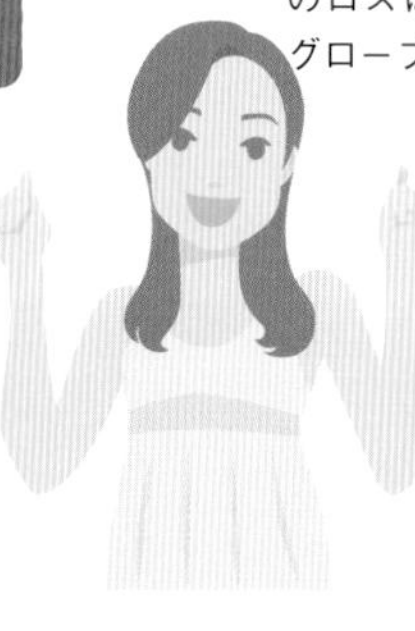

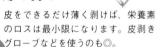

βカロテンの効果

抗酸化作用

活性酸素を抑制する抗酸化作用があります。老化対策、若返り効果があります。

粘膜・皮膚に作用

βカロテンは皮膚や粘膜の生成に関与しています。シワやシミ対策にも有用です。

栄養を摂りたければ皮は剥かない方がいい

にんじんは普通皮を剥いて食べますが、実は栄養素のβカロテンは、皮に近い方にたくさん含まれています。そのため栄養素をしっかり摂りたい時には、皮ごと食べた方がグッド。泥や汚れをしっかり落とし、どうしても皮が気になる場合は、薄皮を削ぎ落とす程度にとどめましょう。βカロテンは熱に強く、油と一緒に摂取することで体内への吸収率がアップします。よい油を使った加熱調理で、おいしくたくさんいただきましょう。

皮ごと調理で吸収率8倍！

捨てがちなところに栄養がある野菜

鉄、カルシウムが葉にたくさんある

大根

大根は葉にたくさんのビタミンＣが含まれています。

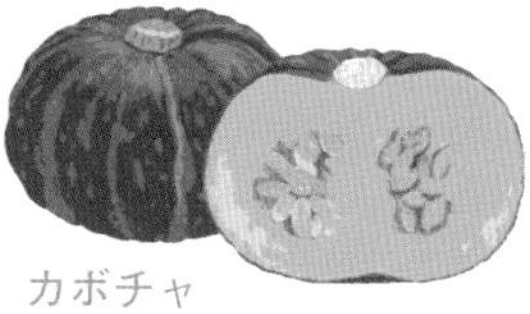

カボチャ

皮に実の２倍以上ものβカロテンを含有。ミネラルと食物繊維豊富な種は､炒って食べられます。

ポリフェノールが２倍!!

ごぼう

ごぼうの皮には、中身の２倍ものポリフェノールが含まれています。皮ごと食べてアンチエイジングしましょう。

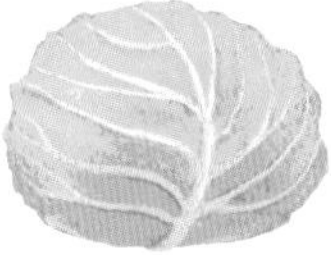

葉物は外葉にビタミンC

皮を捨てるのはもったいない！

キャベツ

葉物野菜も、実は外の葉に栄養があります。捨てずに刻んで食べると高い栄養価が得られます。

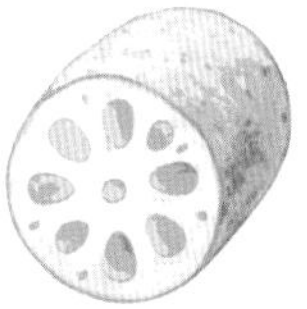

れんこん

やはり皮にビタミンＣがたくさん含まれています。よく洗い、皮つきのまま調理するのがおすすめ。

実は美味しい？ 皮が食材になるフルーツ

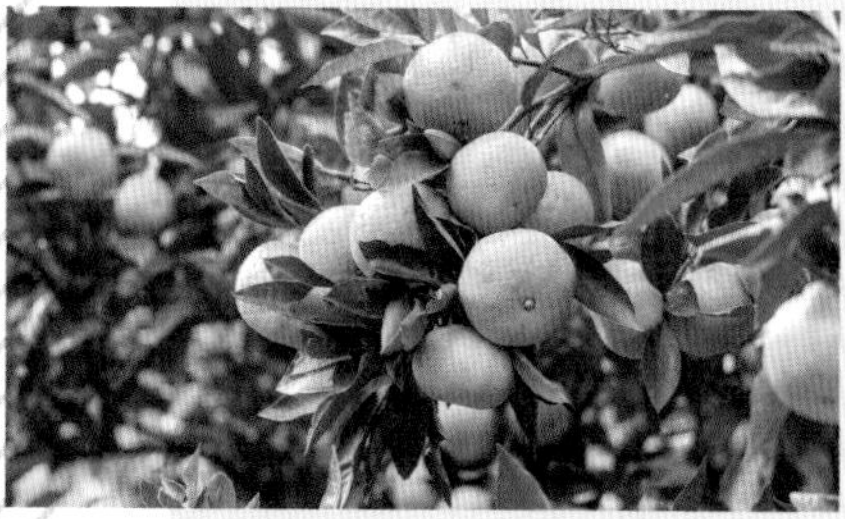

皮に栄養価があり、食べられるのは野菜だけではありません。みかんやレモン、柚子など柑橘類の皮は、料理に使われる機会も多いのでご存知の方も多いのでは？ 近年は品種改良によって皮ごと食べられるブドウも出現。特にブドウは、抗酸化作用のあるポリフェノール成分が皮にたっぷり！

切り方で栄養価がチガウ？

ピーマンは縦切りで摂取できる栄養が最大化

タテとヨコで味も変わる？

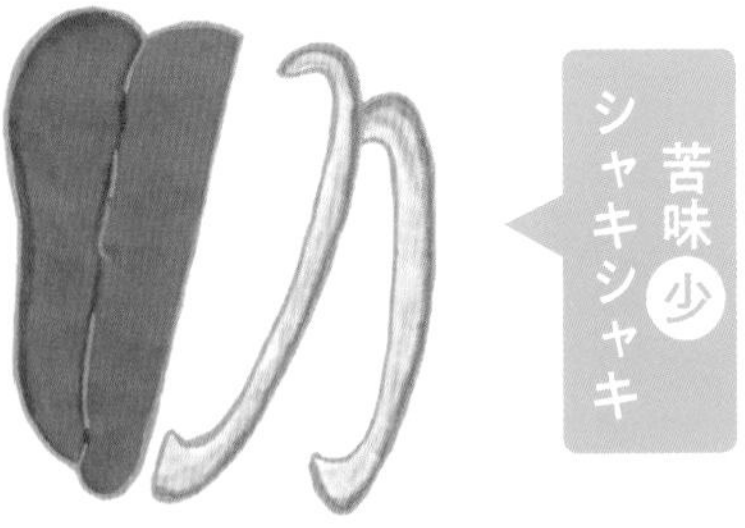

タテ切り

繊維に沿って縦に切ることで、苦味が抑えられ、栄養の流出を制限できます。

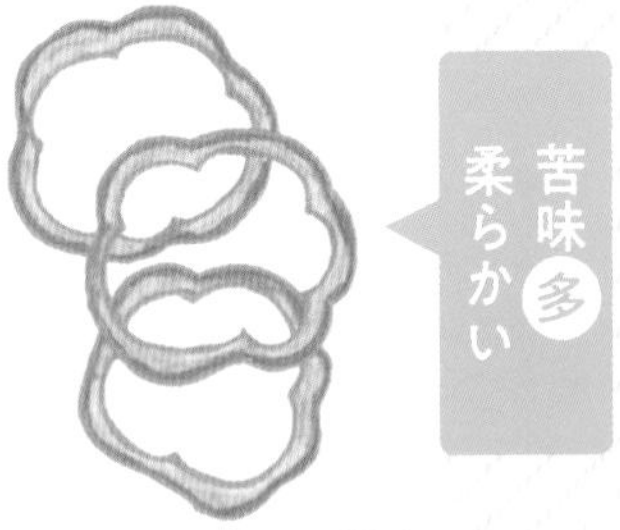

ヨコ切り（輪切り）

繊維に対して垂直に輪切りにすることで、細胞が傷ついて苦味が出やすくなります。

それぞれ、どんな調理が最適？

生食は柔らかく、加熱はシャキシャキ

加熱調理

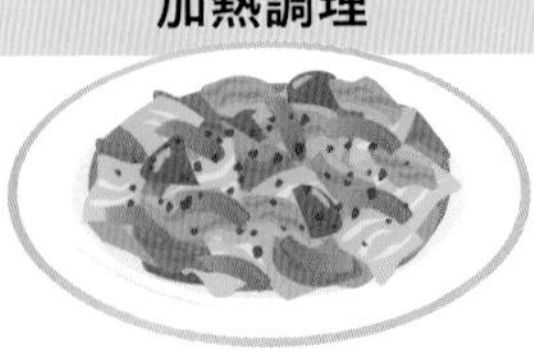

タテ切り

加熱する時はできるだけ栄養を逃がさないように、縦切りでシャキシャキにしましょう。

生食

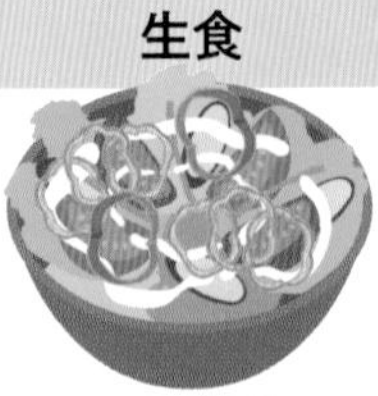

ヨコ切り

生で食べる時は細胞を傷つけることで柔らかさが増します。苦みが気になるようなら、濃い味のドレッシングをかけましょう。

タテとヨコの切り方で食感が変化する野菜

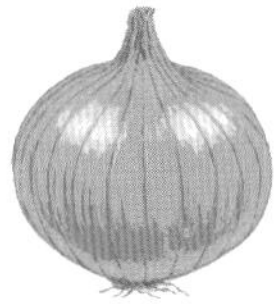

玉ねぎ

繊維に沿って切った方が、栄養は逃げませんが、切ることで生成される栄養素もあります。

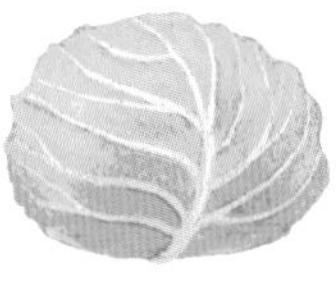

キャベツ

キャベツも横に切ると柔らかくなりますが、栄養は減少してしまいます。

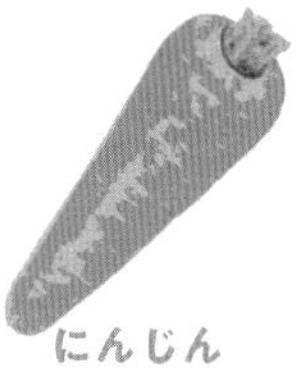

にんじん

にんじんもピーマン同様に繊維に沿って切った方が栄養素が残ります。

葉物は外葉と芯に栄養あり

キャベツや白菜などの葉物は、外葉と芯に一番栄養があります。捨ててしまう人もまだまだ多い部位ですが、細かく切り刻んで食べましょう。国産のものなら、農薬のリスクも基本は低いはずです。

切り方ひとつで味も固さも違う

煮物はなぜ乱切りなの？

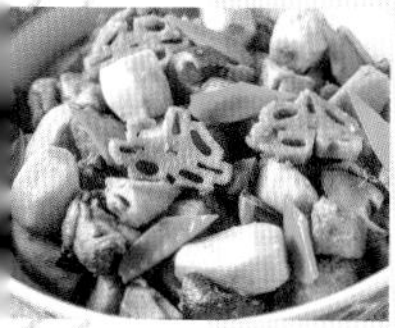

煮物の根菜は乱切りにするのが定番ですが、これは火を通すためだけではなく、火をゆっくりと通して栄養価をしっかりと残すためでもあります。

りんごは輪切りが◎

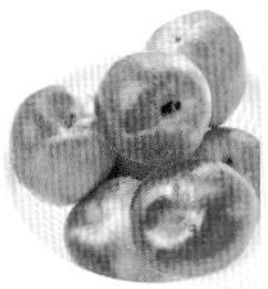

りんごは通常くし形切りにするものですが、最近は栄養価の観点から輪切りを推奨する傾向にあります。りんごの芯にある栄養素を摂取するための切り方です。

切り方ひとつで栄養の摂取量が変化する

野菜のカットの仕方ひとつで栄養素の摂取量は変化します。

例えばピーマンは、繊維に沿って切れば栄養素は残りやすく、繊維に対して垂直に切ると栄養素は流れ出しやすくなってしまいます。かわりに細胞を傷めることで素材が柔らかくなり、味わいも変化、エグみが出ることもあります。

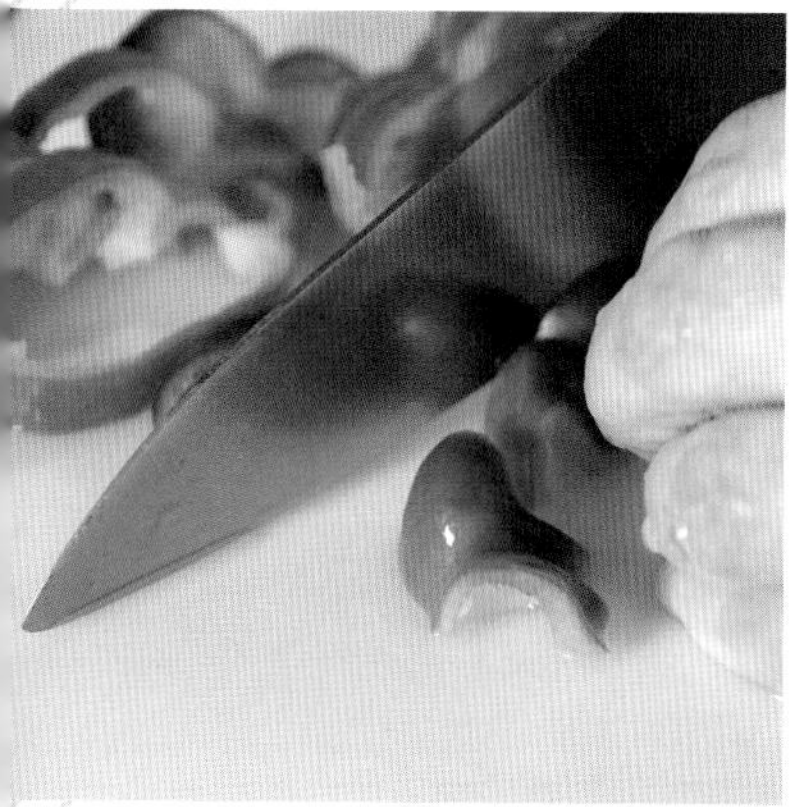

あり得ない栄養含有率の発酵食品

味噌汁は パーフェクトフード

味噌は必須アミノ酸、全部入り

アミノ酸スコア100食品

動物性だと脂質が多い

アミノ酸スコアは同じ100でも脂質が多い分、脂肪になりやすい。

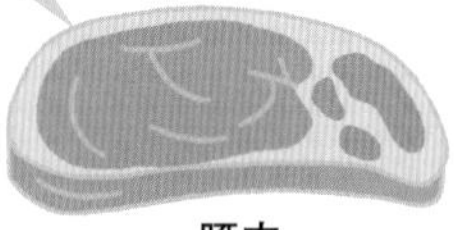

豚肉

牛乳

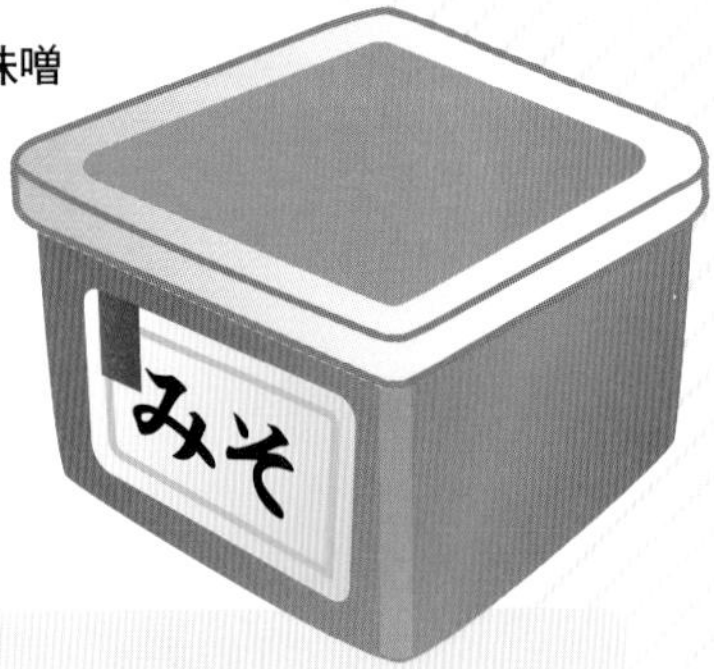

味噌

味噌で医者いらず!?

そのままでは消化吸収が困難

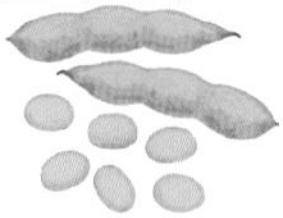

枝豆（大豆）

発酵

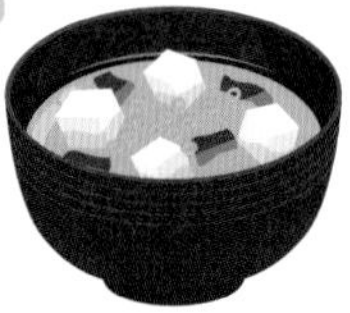

味噌

消化吸収率UP!

大豆はそのまま枝豆などで食べても栄養素が消化吸収されにくい性質がありますが、味噌として発酵して分解されると、非常に消化吸収がしやすくなるのです。

生命活動に必要不可欠な栄養素がほぼ入っている

世の中に食材は数あれど、味噌ほど優れた食材は他にありません。そもそも大豆は、アミノ酸スコアが100の植物性たんぱく質としては理想的な食材。アミノ酸スコアとは、体内で作れない「必須アミノ酸」9種類の含有率を数値化したものです。もちろん、「100」が最高値。全9種を含んでいることを意味します。この必須アミノ酸なしにたんぱく質は作られないため、「このスコアが高い食材=健康によい食材」と言ってよいでしょう。また、左図のように味噌にはその他にも大量の栄養素が含まれています。

味噌の栄養成分がすごい！

必要な栄養素、ほぼコンプリート！

味噌には、カルシウムやビタミンなど、欠かせない栄養素がたくさん入っています。こまめに摂ることで必要な栄養素の摂取の底上げができます。

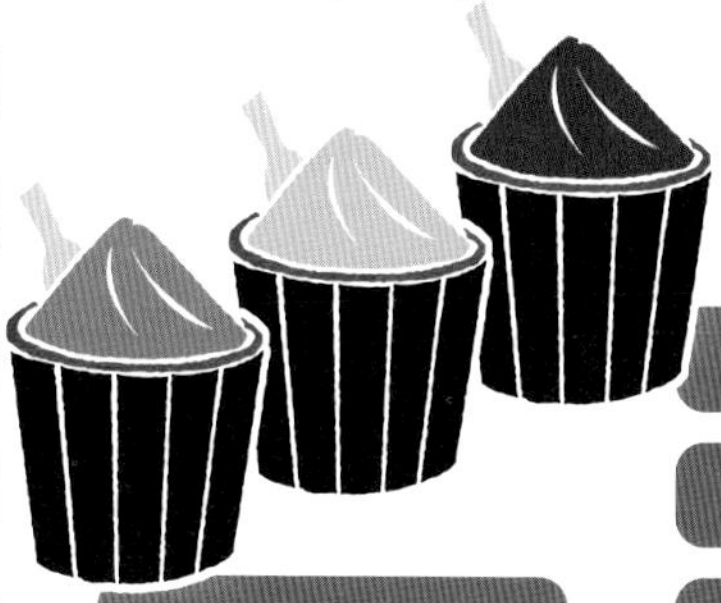

- 食物繊維
- ビタミンB_1
- ビタミンB_2
- ビタミンB_6
- 炭水化物
- カルシウム
- 必須アミノ酸
- ビタミンE
- 脂質

etc.

味噌があれば、肉も野菜もバランスよく食べられる

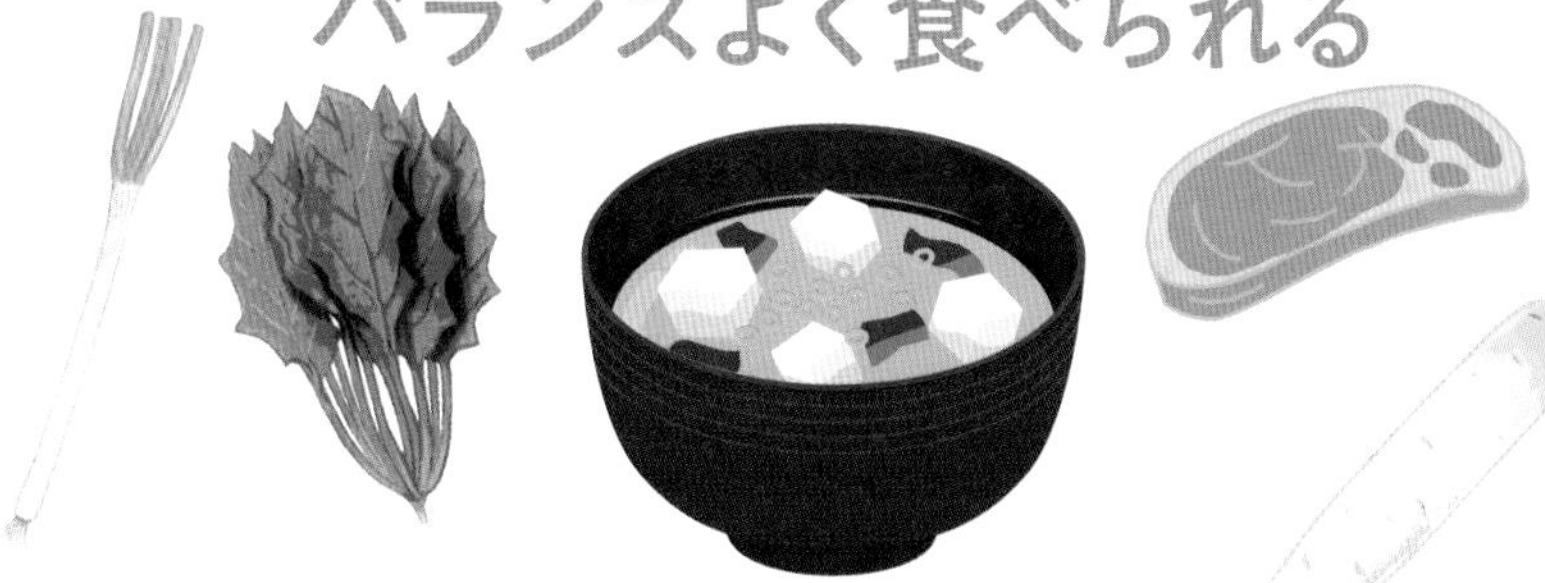

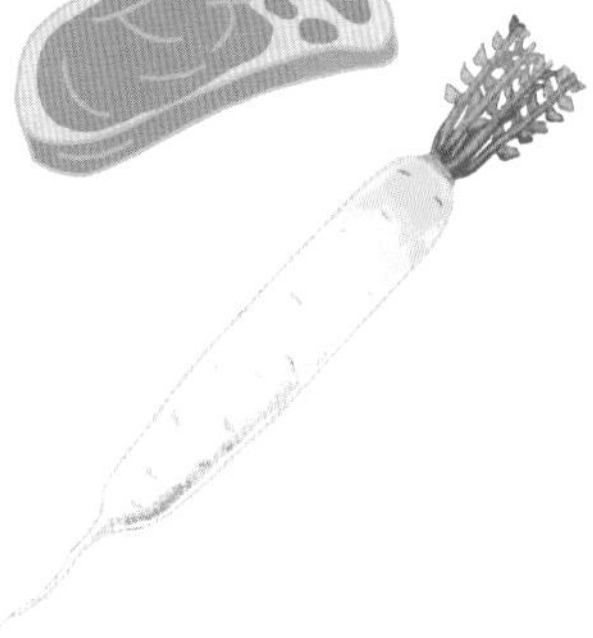

味噌汁にすれば、どんな野菜も肉や魚介、大豆製品なども好みに応じて入れられるので、バランスよくいろんな食材を食べられます。

発酵食品の驚異の効用

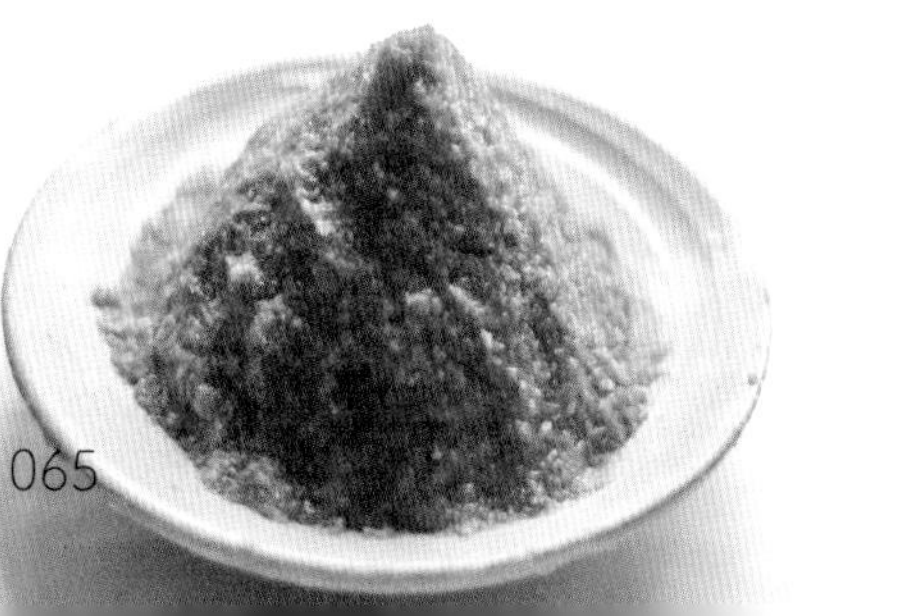

味噌をはじめとする発酵食品には、いくつもの効用があります。前述したように消化吸収を円滑にすることの他に、免疫機能を向上する作用、微生物の働きで材料の栄養価を増加させる作用、生活習慣病を予防する作用などがあるのです。

刻んでおろすとアリシンが大量分泌
玉ねぎは涙が出るほど体にいい

辛みのある野菜は刻んでおろすと◎

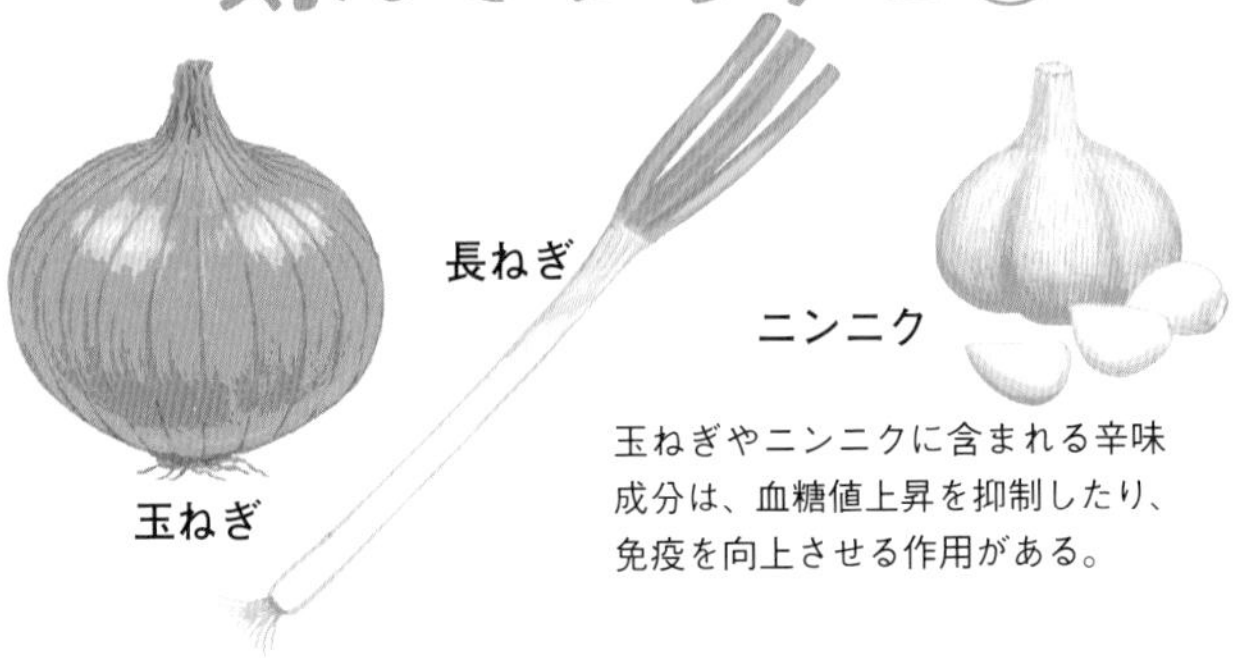

玉ねぎやニンニクに含まれる辛味成分は、血糖値上昇を抑制したり、免疫を向上させる作用がある。

刻むほどにアリシンが出る

インスリン分泌

コレステロール正常化

アリイン

硫化アリルの一種であるアリインはニンニクや玉ねぎなどのユリ科の植物に含まれる辛味成分。

免疫力向上

抗ガン作用

刻む・すりおろす

アリシン

アリインを刻むと酵素と反応してやはり硫化アリルであるアリシンを生成し、特有の匂いを発生します。

アリインの効能 ＋ 殺菌作用 / 血流改善

刻むほどに生成されるアリシンという化合物

玉ねぎやニンニクを切ったり、すりおろしたりすると、特有の刺激臭や目に沁みる成分が発生します。この辛味成分こそ硫化アリル。硫化アリルはアリインやアリシンなどいくつか存在し、インスリンの分泌を促し、免疫を向上させる有用な成分です。玉ねぎを切った時に出る辛味成分はアリシンと言って、アリインの細胞を壊した時に生成されます。アリシンに変化すると殺菌作用が強化されます。

玉ねぎに含まれる栄養素

カリウム
玉ねぎにはそれほど多く含まれていませんが、心臓や筋肉の機能調節、血圧を下げる効果があります。

硫化アリル
疲労回復やストレス解消に効果がある辛味成分です。アリインやアリシンがその代表です。

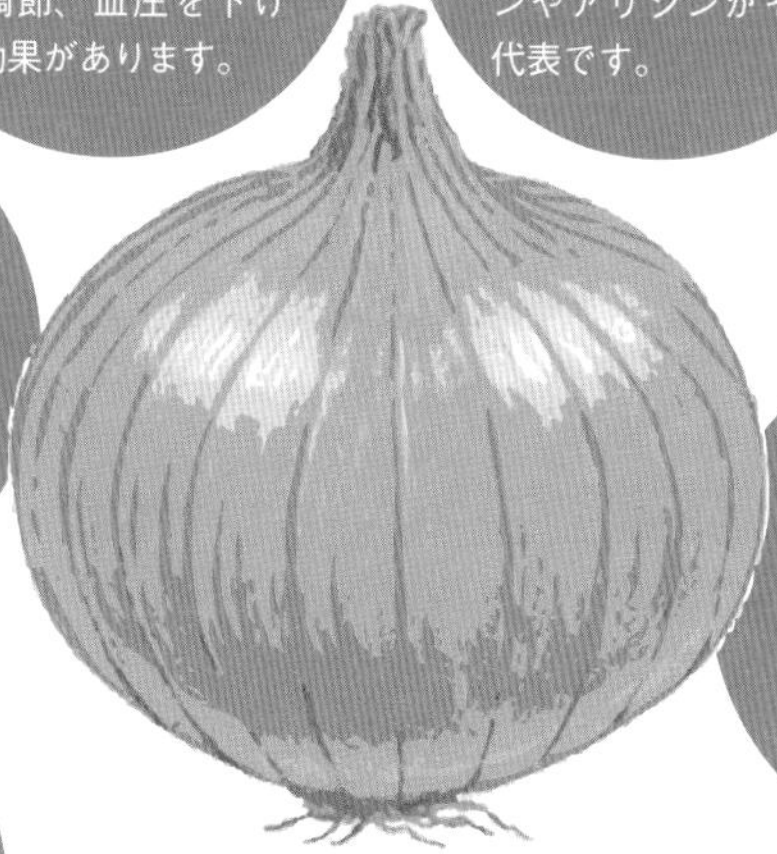

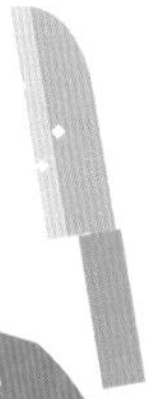

アリシン
玉ねぎを刻むとたっぷりと生成される硫化アリルの一種。ニンニクや長ねぎにも含まれる。

ケルセチン
玉ねぎに多く含まれるポリフェノールの一種。抗肥満作用、血圧低下、抗炎症作用があります。

食物繊維
腸内を健全に保ち、血糖値をコントロールしてくれる成分。多くの野菜や果物に含まれる。

玉ねぎからの栄養摂取を最大化する！

玉ねぎは耐熱皿に広げて 30 分おき、600W の電子レンジに 30 秒かけることで硫化アリルが安定する。

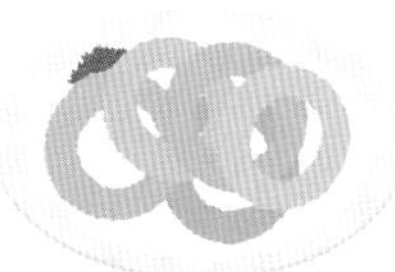

乾燥させる
自然乾燥させたり、レンジでチンしても、やはりケルセチンが増加し、辛味成分がなくなります。

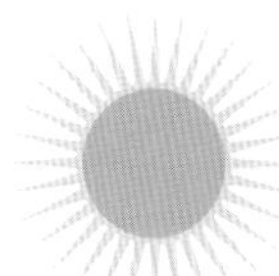

日光に当てる
玉ねぎを日光に当てて干すことでケルセチンが増えるといわれています。ケルセチンは高い抗酸化作用があります。

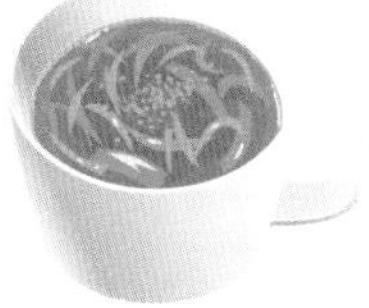

スープにする
玉ねぎに含まれるビタミンやケルセチンがスープに溶け出すので、効率的に栄養を摂取できます。

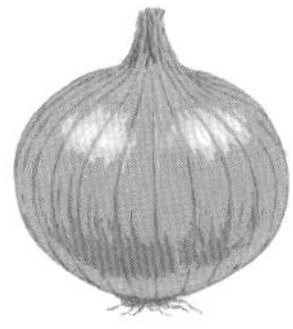

生で食べる
アリシンは、加熱すると別の物質になってしまうので、生で食べることをオススメします。

野菜のビタミンは油で吸収される

サラダにノンオイルはメインディッシュと相談を

油は必ずしも悪者じゃない

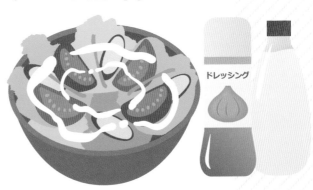

βカロテンの摂取には油が必要

・・・

緑黄色野菜に含まれるβカロテンは脂溶性ビタミンで、油脂に溶けて吸収されやすくなります。βカロテンを効率よく吸収するには油が必要なのです。

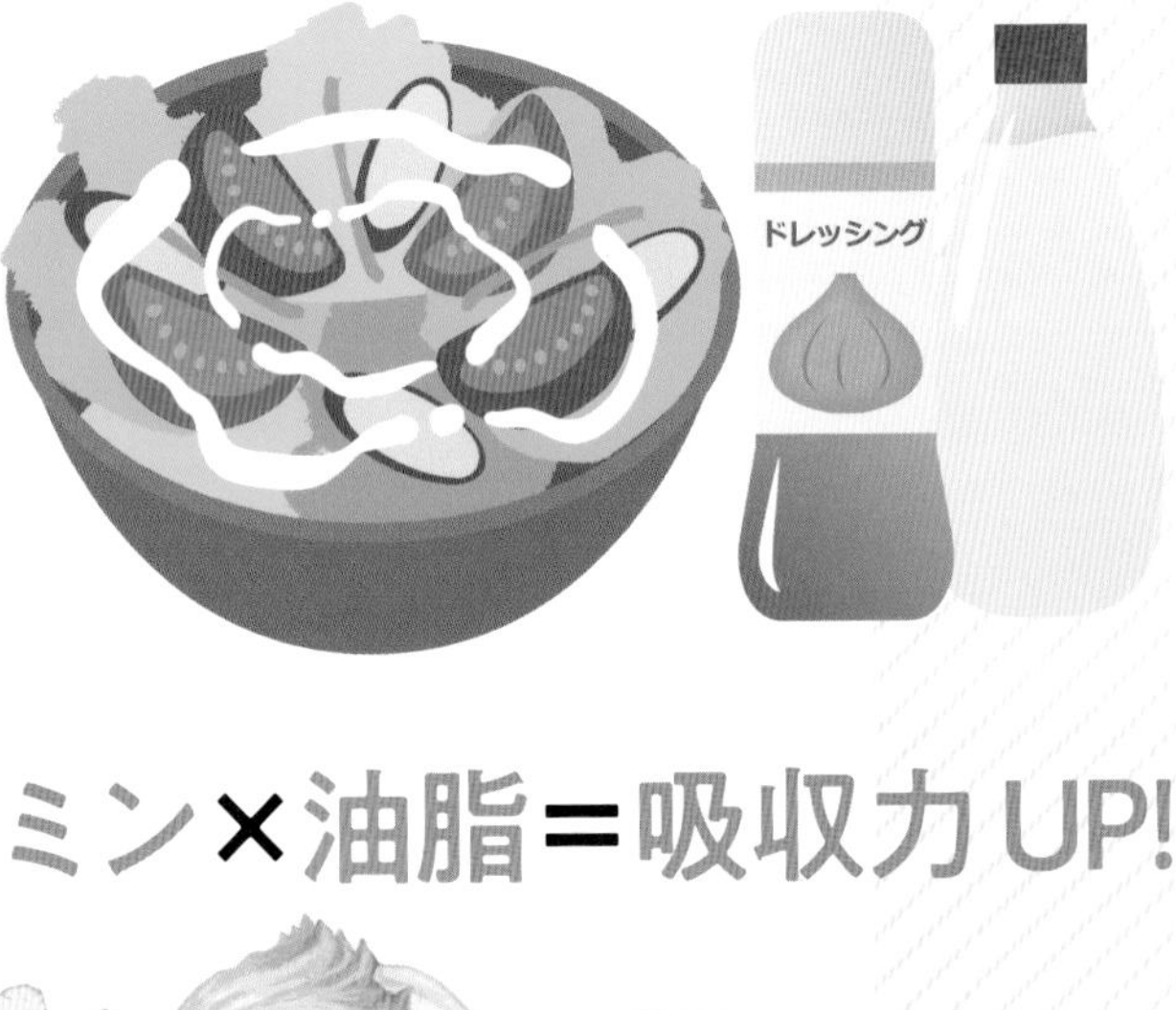

脂溶性ビタミン×油脂＝吸収力UP!

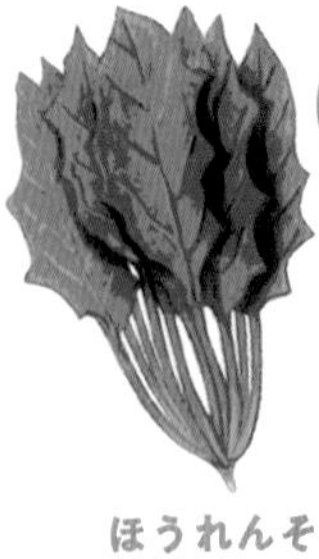
ほうれんそう

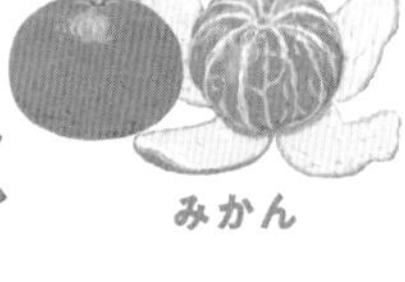
みかん

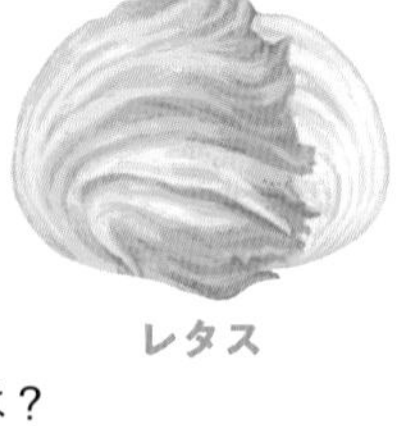
レタス

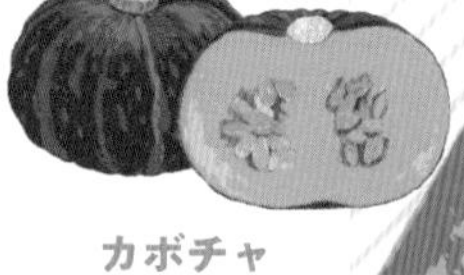
カボチャ

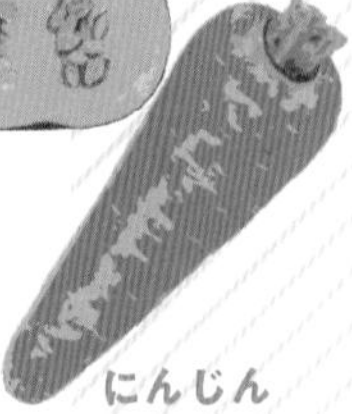
にんじん

βカロテンとは？
緑黄色野菜に豊富に含まれる栄養素で、体内で必要に応じてビタミンAに変換される。抗酸化力が強く、免疫力を向上させます。

ビタミンAは美肌の源

ビタミンAになるβカロテンは油脂で吸収しやすい

ビタミンAの吸収率を上げる料理

野菜と油を一緒に食べて、βカロテン＝ビタミンAをたっぷり吸収します。

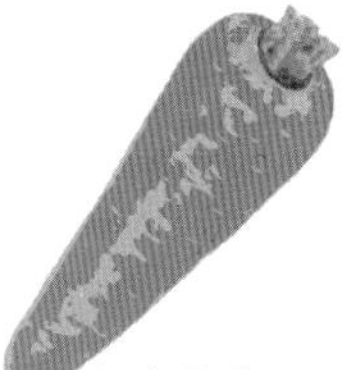

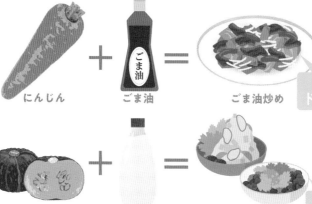

にんじん

＋

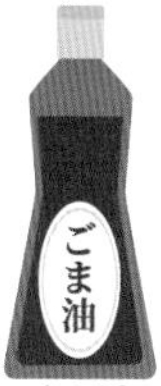

ごま油

＝

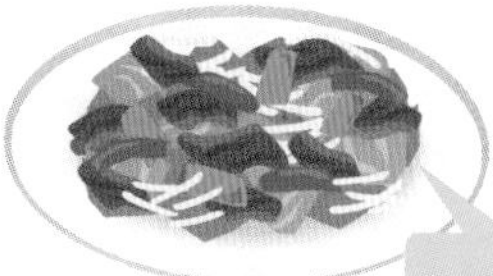

ごま油炒め

にんじんのごま油炒めやしりしりは油をしっかり使うので、βカロテンの吸収率◎。

サラダにドレッシングも◯

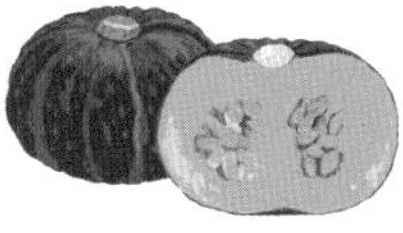

カボチャ

＋

マヨネーズ

＝

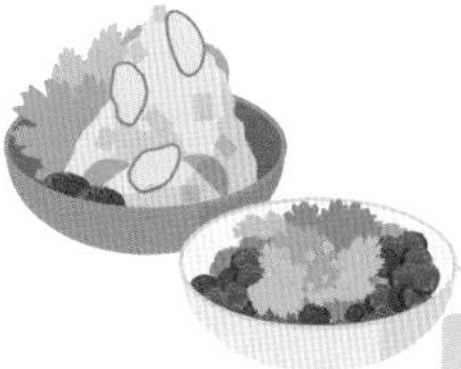

カボチャサラダ

カボチャをマヨネーズと合わせると、油も一緒に摂取可能。βカロテンの吸収力を高めます。

甘辛炒めもオススメ！

動物性の脂溶性ビタミン

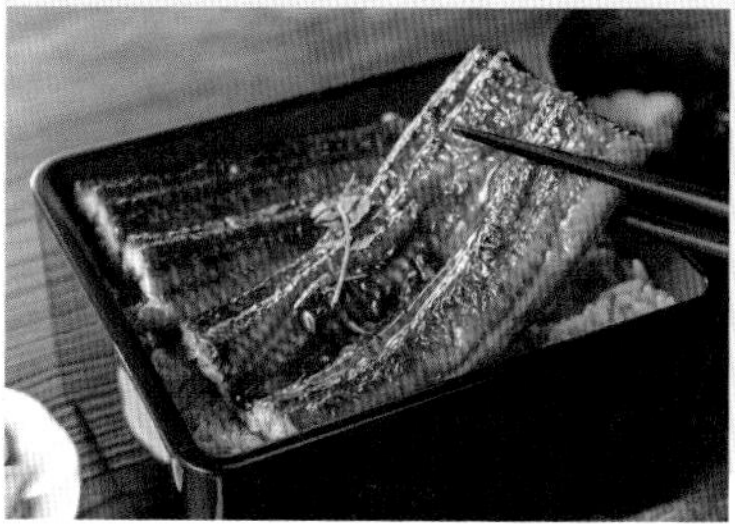

油によって吸収しやすくなる脂溶性ビタミンのビタミンAは植物性のものだけではなく、動物性のものもあります。動物性の脂溶性ビタミンは、レバーやうなぎからたくさん摂取することができます。肉や魚は基本的にそれ自体に含まれる油脂があるので、必要以上に油を使わないよう気をつけましょう。

ビタミンAは油によって吸収されやすくなる

緑黄色野菜に含まれているβカロテンは脂溶性ビタミンです。脂溶性ビタミンは、油脂に溶けて吸収されやすくなります。昨今は、ノンオイルドレッシングが健康にいいとされる傾向にありますが、実はβカロテンはオイルの入ったドレッシングの方が効率よく吸収されます。

油に対して抵抗がある方は、オメガ3脂肪酸やオメガ6脂肪酸を含んだ健康によいオイルを利用するとよいでしょう。ちなみに脂の多い肉や魚を一緒に摂取する場合は、ノンオイルでもOK。食事のトータルバランスで考えましょう。

生姜は生でバツグンの殺菌作用

加熱することで生成される栄養素もある

生食の効能

血行促進

血のめぐりをよくし、発汗を促す作用があります。

殺菌作用

生姜には、有害な菌を殺菌する作用があります。ガリは生魚の菌を殺菌する効果あり。

下痢の緩和

消化を促進して腸内環境を整える効果があります。

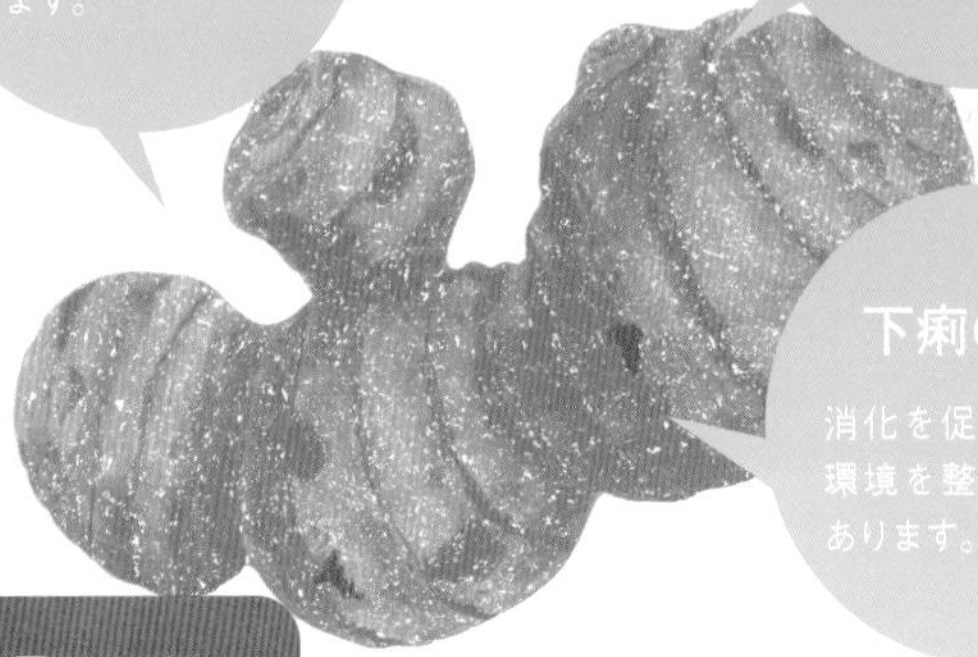

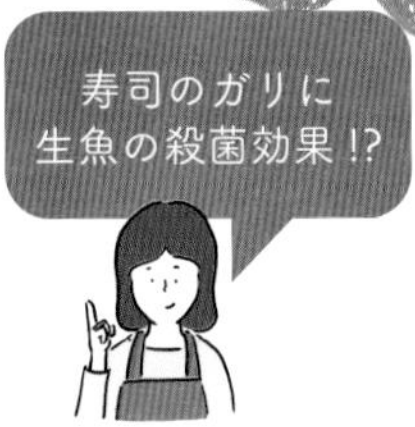

注目成分

ジンゲロール・ジンギベレン

ジンゲロールは冷えを改善し、免疫力を上げるほかアンチエイジング効果があります。ジンギベレンには消炎、発汗作用があります。

ショウガオールは乾燥でも生成される

ショウガオールは、加熱だけではなく、乾燥させることでも生成されます。生姜をスライスしてオーブンで焼くだけで作れます。さらにミキサーにかければ調味料としても使用できます。

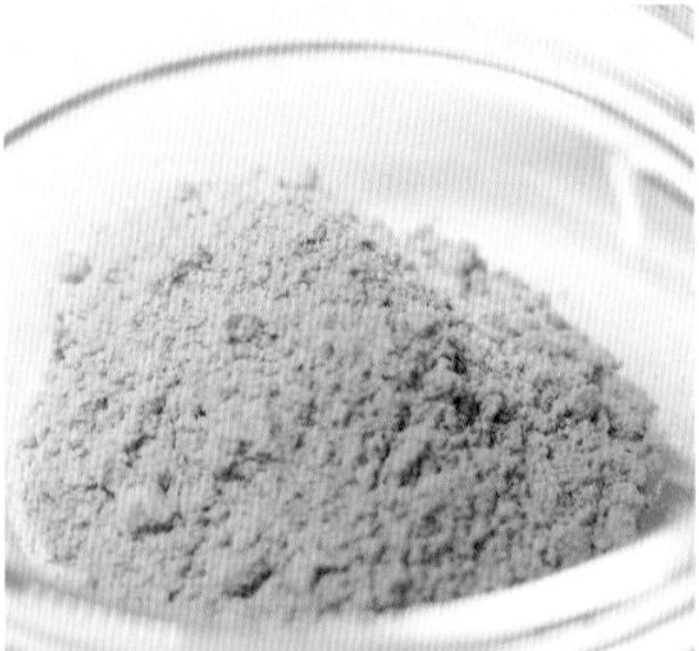

生姜は肉を柔らかくする

生姜は肉に含まれるたんぱく質を分解する酵素を含んでいます。酵素の働きで肉が軟化するのです。この酵素は常温で働くので、生姜と肉を合わせたら冷蔵庫ではなく、室温で20分以上置くことで肉を柔らかくすることができます。

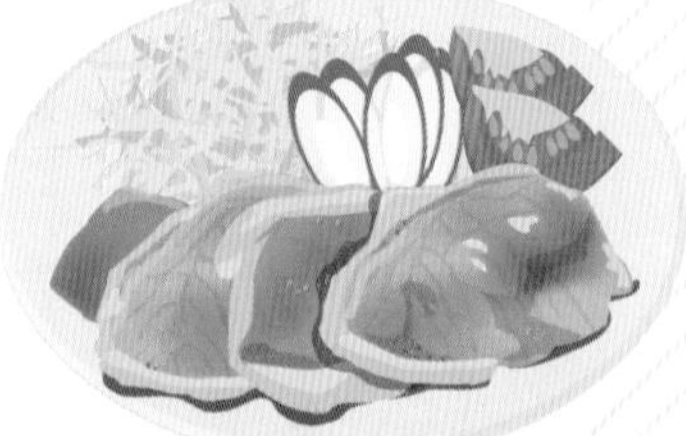

加熱すれば血行促進作用アップ！

生姜は加熱することでショウガオールが生成

生姜にはジンゲロールやジンゲロン、ショウガオールなどの特有の辛味成分があります。香り成分としてはシネオール、ジンギベロール、ジンギベレンなどがあります。

辛味成分には抗酸化作用、殺菌、食欲増進作用などがあり、香り成分には消炎、発汗、保温作用があります。

辛味成分であるショウガオールは、加熱することで生成され、体を温める作用はジンゲロールより遥かに高くなります。

加熱食の効能

血行促進
発汗を促し、血行促進します。効果は加熱した方が強化されます。

抗酸化作用
活性酸素を抑制し、細胞の酸化を防ぎます。

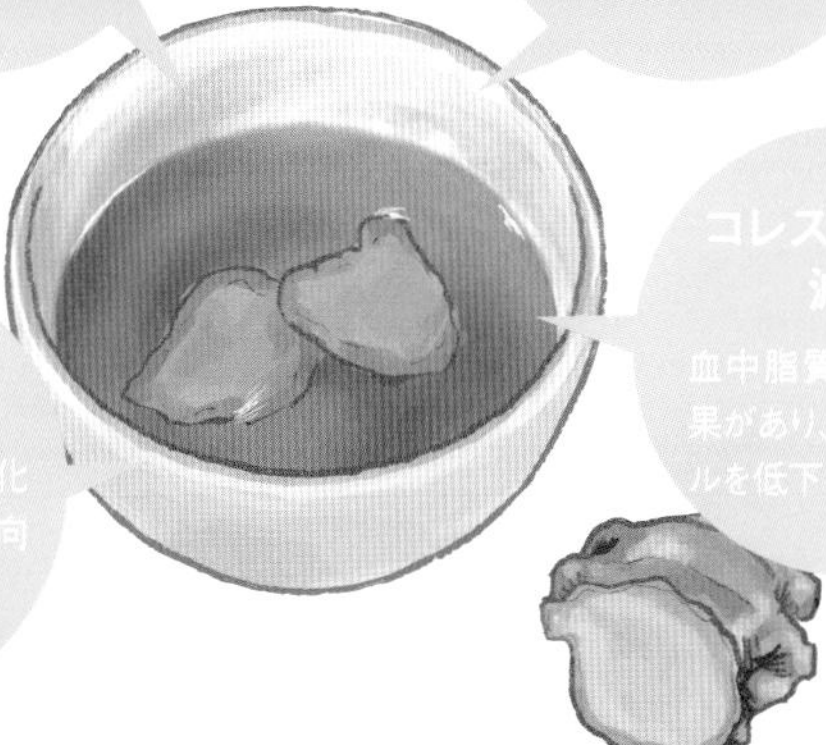

コレステロール減少
血中脂質を減らす効果があり､コレステロールを低下させます。

免疫力向上
抗炎症作用や抗酸化作用により免疫力も向上します。

血行促進作用は
ジンゲロールより上

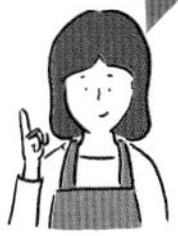

注目成分
ショウガオール
ショウガオールは、生姜の辛味成分ジンゲロールが加熱によって変化したもの。体を温める作用はジンゲロールより強い。

野菜スープは栄養素を逃さない

フィトケミカルは加熱で分解されて摂取率が上がる！

スープの効用 1

加熱で８～９割分解されるフィトケミカル

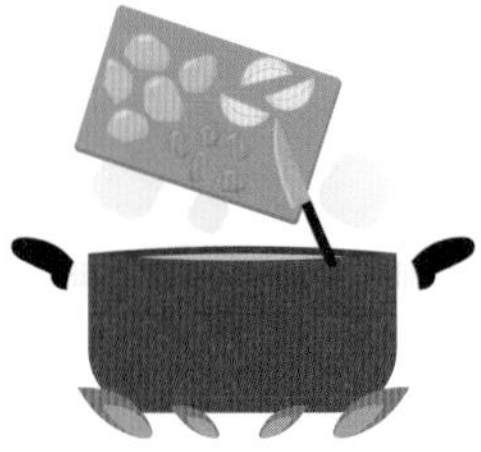

免疫力

代謝 UP

抗酸化力

脳の強化

フィトケミカルは切っても分解されにくい

フィトケミカルは、野菜、果物、海藻などに含まれ、自己防衛のために生成する色素や香り、辛味成分です。フィトケミカルは、生では摂取しにくく、加熱することで細胞が壊れて摂取しやすくなります。

スープの効用 2

野菜の水溶性ビタミン IN!

ビタミン B 群

ビタミン B_1

ビタミン B_6

ビタミン B_2

etc.

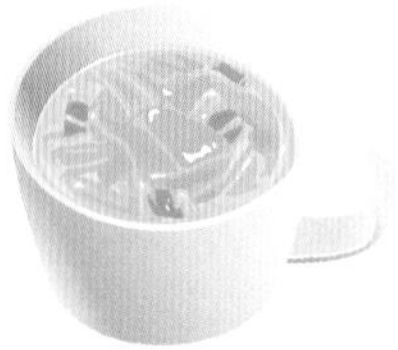

ビタミン C

スープに溶け出したビタミンをまるごと頂く

各種の水溶性ビタミンは、スープにすることで、多くの栄養素を損なうことなく摂取できます。ビタミン B 群やビタミン C など多くの大事なビタミンが水溶性なのです。

植物が自己防衛のために生成したフィトケミカル

フィトケミカルは植物が外敵や紫外線など、自らを脅かす外敵から自分を守るために体内で生成した物質です。ポリフェノールやカテキン、リコピンなどがその代表です。高い抗酸化作用やデトックス作用があり、健康効果の高い栄養素として認知されています。

しかし、細胞を壊さないと体内に吸収されにくいため、加熱しスープなどにして食べるのがよいとされています。

フィトケミカルってナニ?

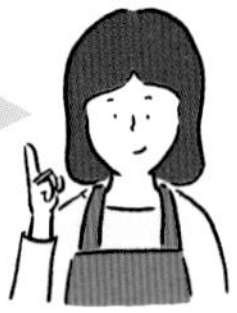

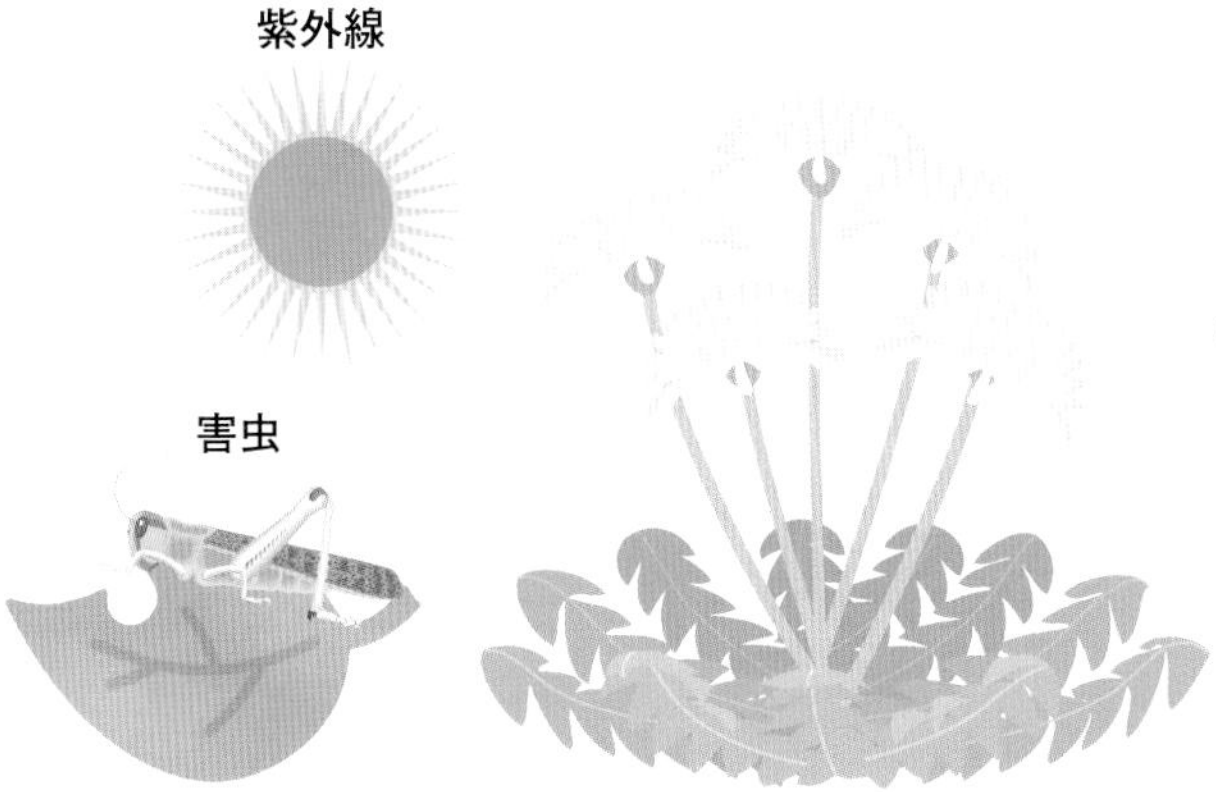

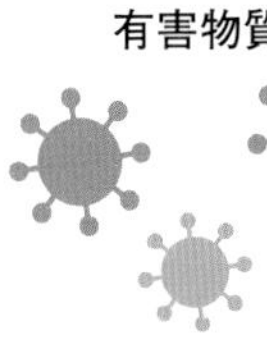

植物が、外敵に対処するために作り出した成分がフィトケミカルです。

強力な抗酸化力の色素や辛み苦味成分のこと

フィトケミカルが含まれる食材

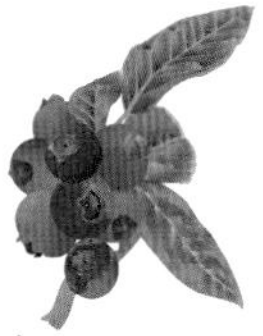

ブルーベリー（ポリフェノール）

活性酸素から体内を守る抗酸化物質の代表格。

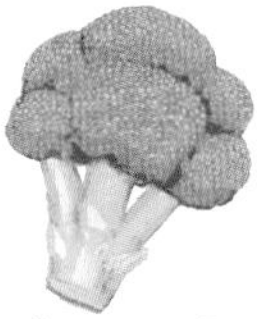

ブロッコリー（スルフォラン）

解毒作用や抗酸化作用の高いフィトケミカル。

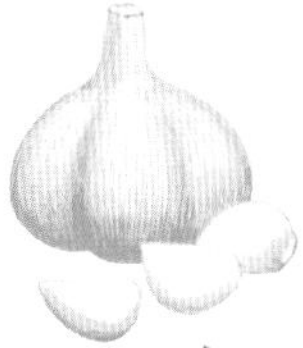

ニンニク（アリシン）

ニンニクや玉ねぎを刻んだ時に出る辛味成分。

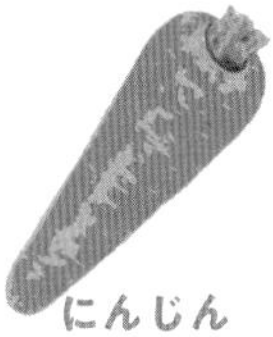

にんじん（βカロテン）

ビタミンAを生成し、目や皮膚の粘膜を健康に保ちます。

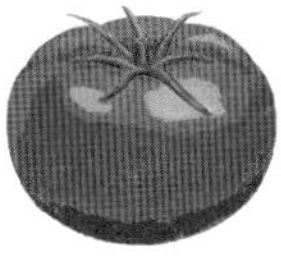

トマト（リコピン）

赤色の色素成分で、抗酸化作用が非常に高いです。

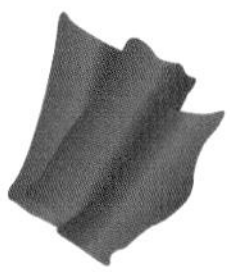

昆布（フコダイン）

海藻に含まれるぬめり成分で、抗がん作用があります。

PART 4

冷凍した方が
旨味がアップする
食材がある!?

冷凍 &
冷蔵保存術

食材の保存技術は、長く美味しく食べるために欠かせないテクニックですが、昨今は冷凍保存によって新たな栄養価を得ることができることが話題になっています。意外な栄養素情報を基本から紹介します。

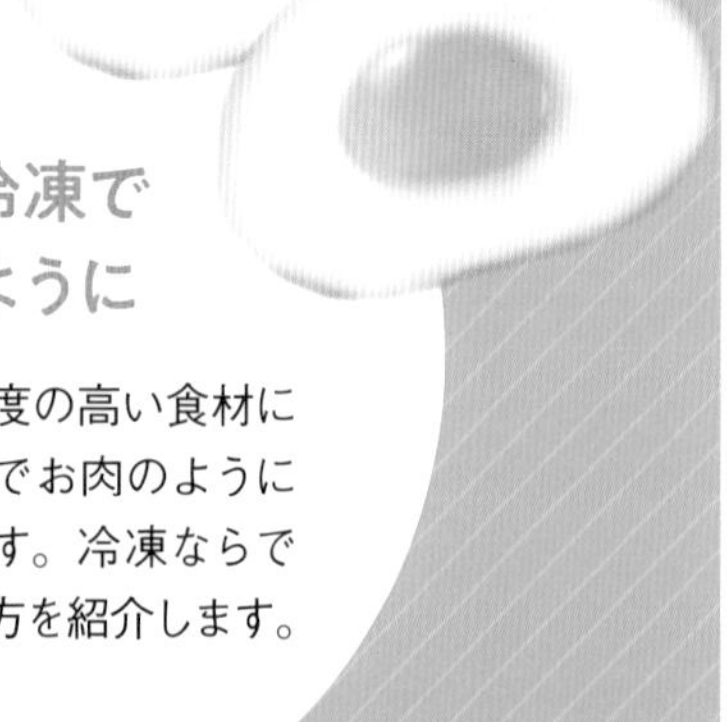

卵と豆腐は冷凍で
別の食材のように

卵は冷凍すると粘度の高い食材になり、豆腐はまるでお肉のように扱いやすくなります。冷凍ならではの美味しい食べ方を紹介します。

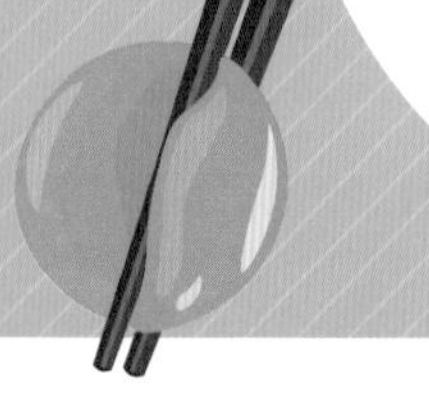

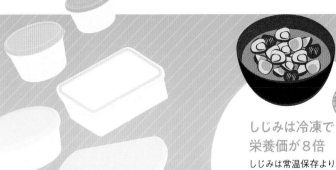

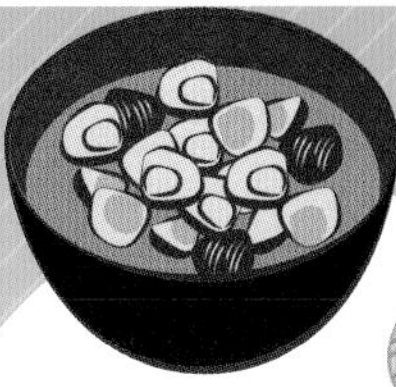

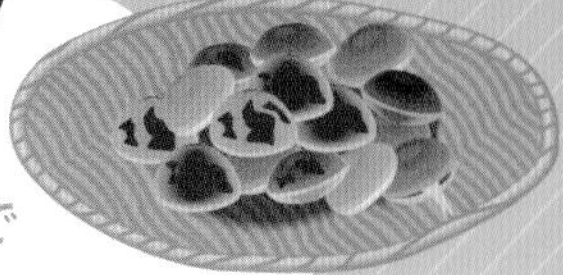

しじみは冷凍で栄養価が８倍

しじみは常温保存よりも冷凍にした方が栄養価が増えます。食材によっては冷凍したり乾燥させた方が旨味や栄養素が増えるものもあるのです。

意外と知らない、冷凍にすると栄養素や食感が変化して美味しくなる食材を紹介します

栄養価をロスしない

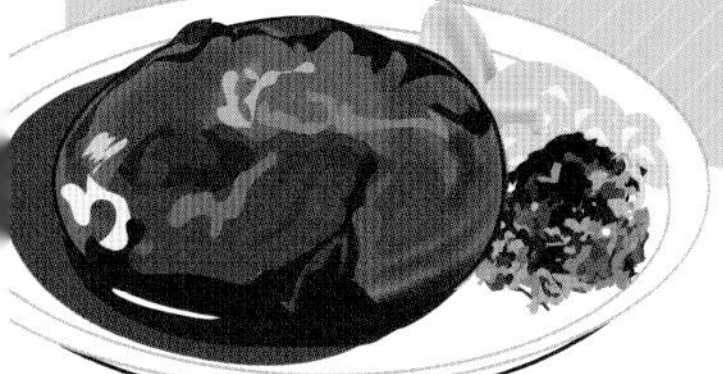

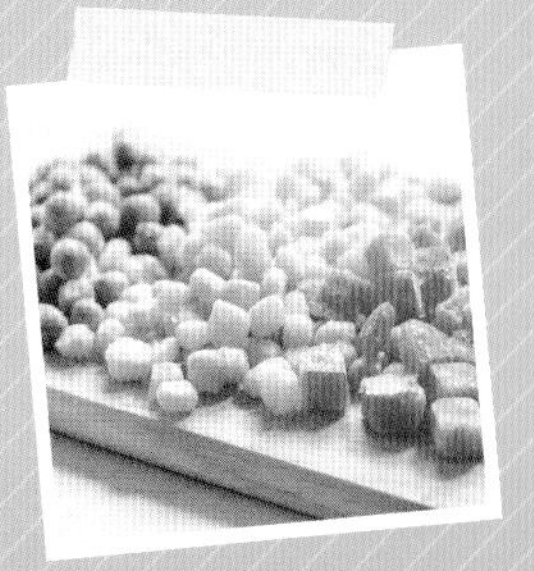

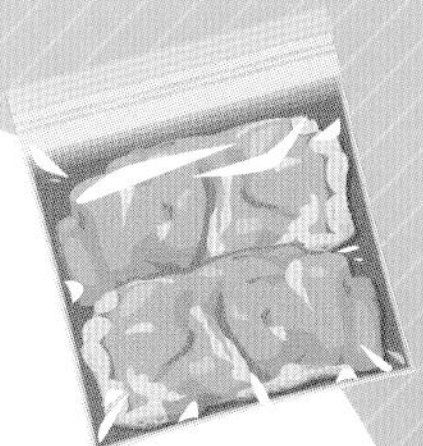

あまり物をリメイクして時短で楽しめる冷凍レシピ

ハンバーグやパスタなど、リメイク術を知ることでついつい捨ててしまいがちな食材を美味しく保存して、時短調理できる食材に変化させることができます。

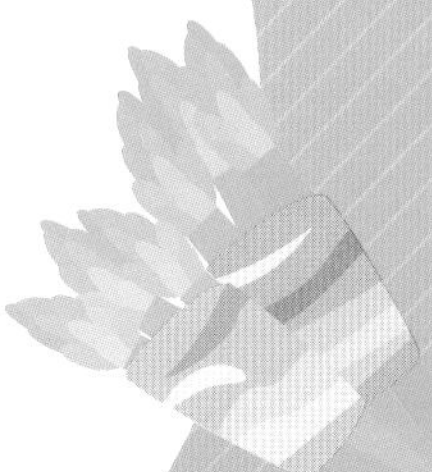

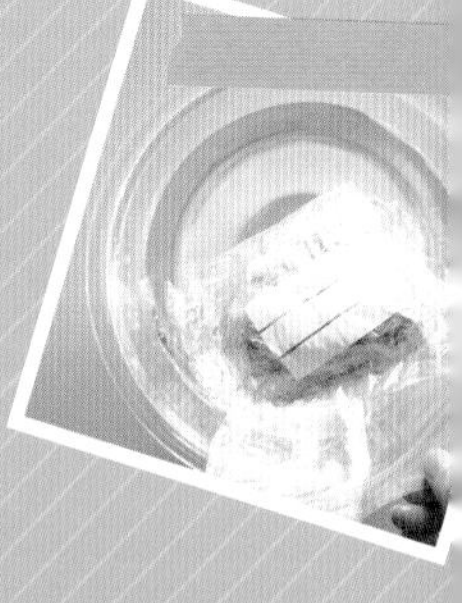

正しい保存方法と下ごしらえのテクニック

冷凍保存の鉄則は新鮮・密閉・迅速

食品冷凍基本の7ヶ条

1 迅速に冷凍

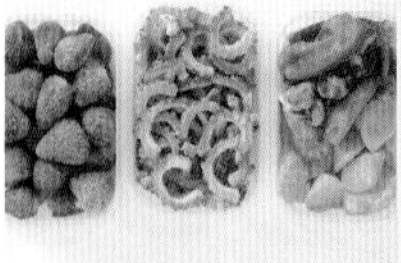

食材は、冷凍するまでの時間が短ければ短いほど新鮮さがキープできます。

2 新鮮なうちに

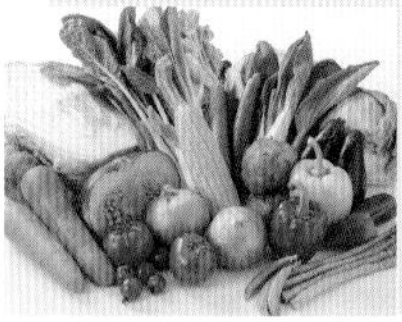

新鮮なものを保存するのは基本中の基本です。冷凍して新鮮さが増すということはありません。

3 水気をとる

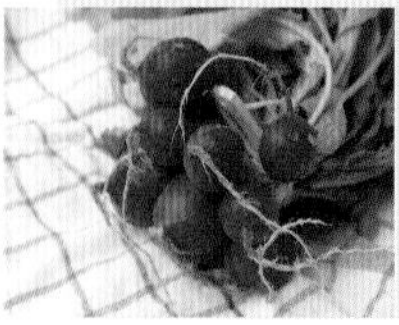

食材に水分がついていると、霜がつきやすく解凍する時に味が落ちる原因になります。

4 小分けにする

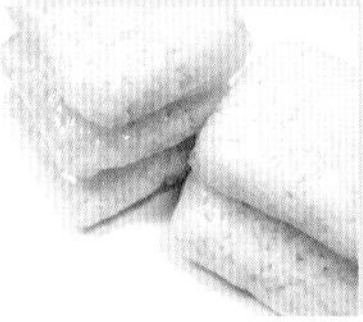

小分けにすると必要な分だけ解凍して使えます。まとめてしまうと後で使いづらいでしょう。

5 重ね保存は禁止

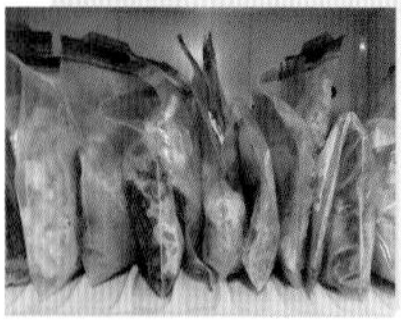

食材はなるべく重ねず、薄くすれば冷凍時間も短縮可能。鮮度を保ち、解凍の際も使いやすくなります。

6 空気を抜く

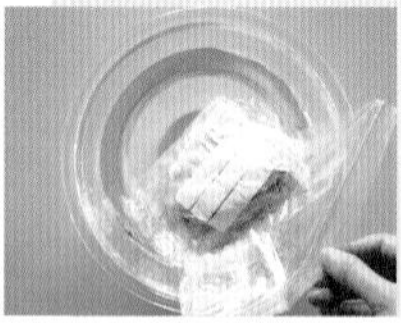

食材は空気に触れると雑菌が繁殖しやすくなるので、できるだけ隙間をなくして密閉します。

7 保存した日付を書く

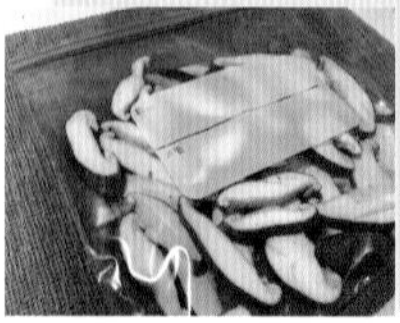

保存した袋に保存日や内容物を書いておくことで、消費可能な時期を把握しておくことができます。

下ごしらえの鉄則その1　生のまま保存する場合

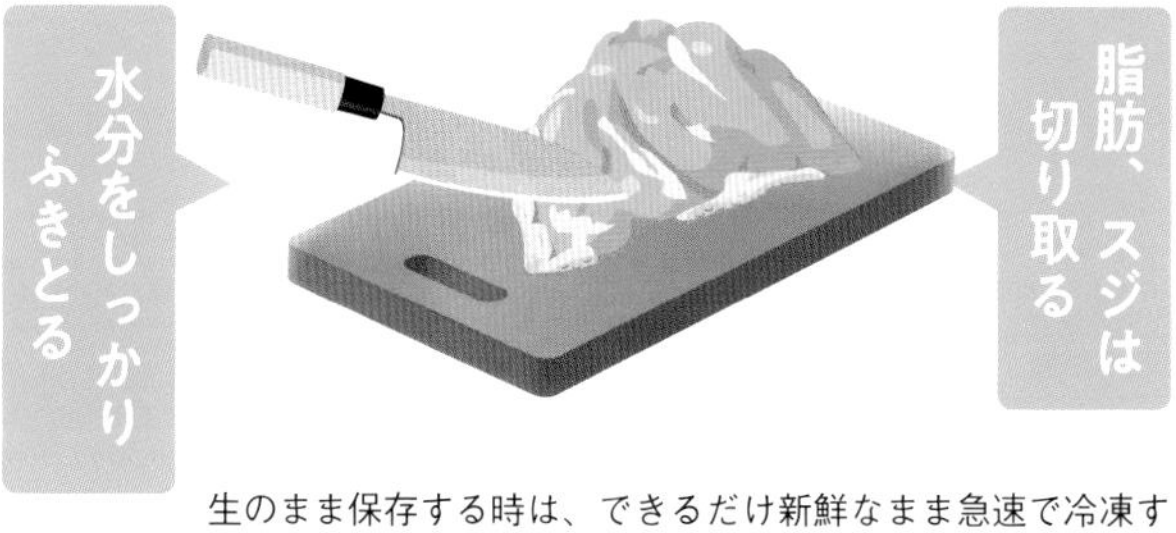

水分をしっかりふきとる
脂肪、スジは切り取る

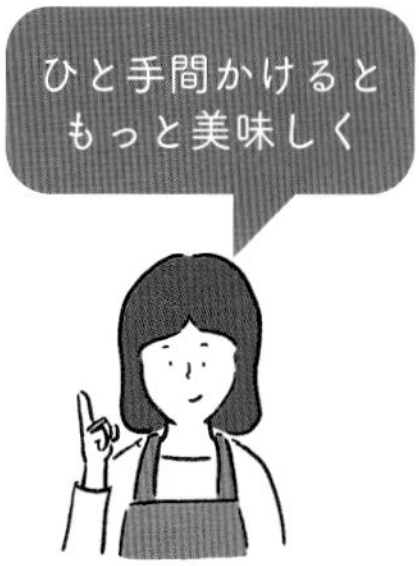
ひと手間かけるともっと美味しく

生のまま保存する時は、できるだけ新鮮なまま急速で冷凍することを優先し、しっかり水分を拭き取って、魚や肉は筋や脂肪を切り取って保存すると解凍してから使いやすいです。

下ごしらえの鉄則その2　加熱して保存する場合

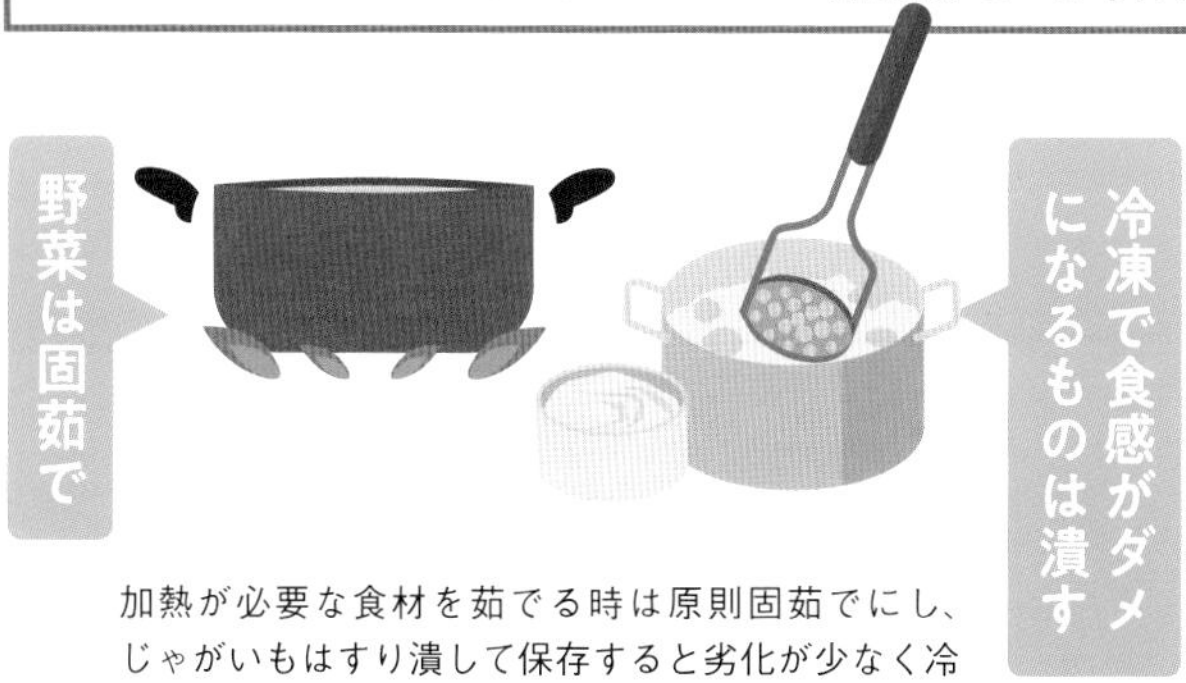
野菜は固茹で
冷凍で食感がダメになるものは潰す

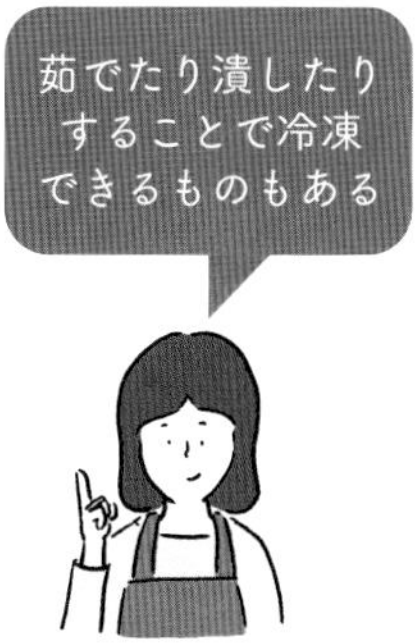
茹でたり潰したりすることで冷凍できるものもある

加熱が必要な食材を茹でる時は原則固茹でにし、じゃがいもはすり潰して保存すると劣化が少なく冷凍保存ができます。

下ごしらえの鉄則その3　下味・半調理する場合

冷凍保存の基本は密閉！

冷凍保存は、きちんと行えば鮮度を落とすことなく、長期間の保存が可能になります。そのためには、できるだけしっかり水気をとり、密閉して急速に冷凍することが必要です。食材によっては、加熱調理したり、下味をつけることで、解凍後の味や食感を損なわず、手間を省くこともできます。

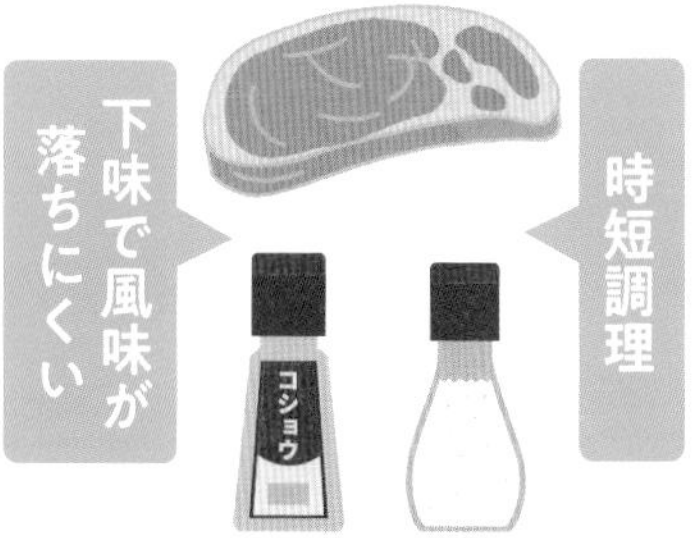

下味で風味が落ちにくい

肉や魚は下味をつけて保存すると、使用時に時短になります。味付けをすることで素材の劣化も抑制できます。

小分けにして美味しく長期保存

液体は製氷皿で小分け冷凍！

冷凍に必要不可欠!?アルミトレイで急速冷凍

形を崩さずに冷凍できる

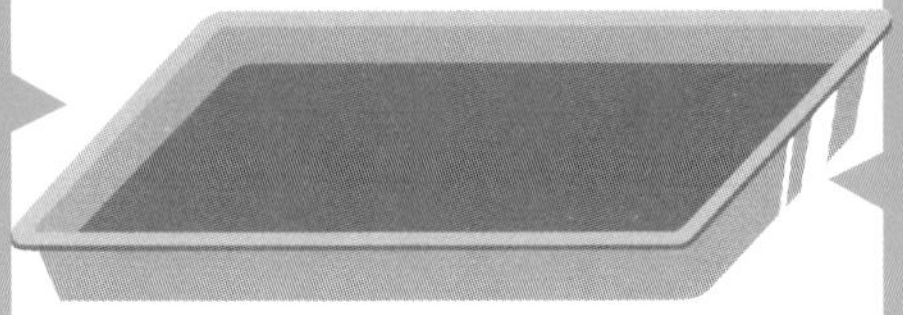

迅速に冷凍して鮮度キープ

アルミトレイ

冷凍の際にアルミトレイを使うことで、急速に冷凍をすることができ、保存状態を良好にすることができます。冷凍の際はラップをお忘れなく。

小分け保存の基本のカタチ

ラップで小分け

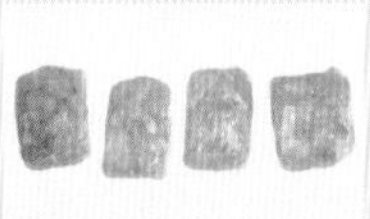

ラップで小分けにしてから保存袋に保存するのがスタンダードなパターンです。

バラ冷凍

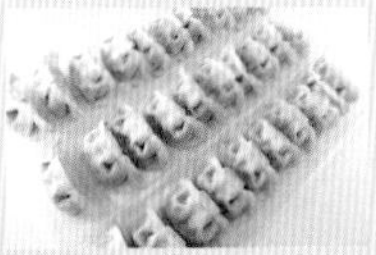

餃子などは、先にアルミトレイなどで冷凍してからパッキングすると、くっつかないので便利。

保存袋で冷凍

・・・

食材は一度解凍すると劣化してしまうので、小分けにすることが基本です。成型してあるものはトレイなどで固めてから、保存袋にパッキングすると、バラのまま冷凍できます。

二重で保存がベター

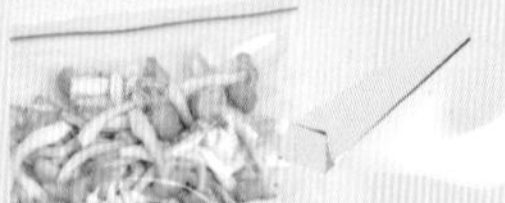

ラップするだけでなく、保存袋を使うことで劣化を防いでしっかり保存できます。

食材冷凍もアルミトレイで時短!!

小分けの仕方ひとつで使用の利便性が激変

大きな塊のまま冷凍してしまうと、まとめて解凍して食材を結局あまらせてしまいがち…というわけで、小分け冷凍が基本。ラップやチャック付き保存袋を活用するだけでなく、アルミトレイがあれば、形が崩れやすい食材やくっつきやすい食材を先に冷凍した上で袋にまとめて保存する方法もあります。製氷皿を使えば、液体も保存可能。ひじきや切り干し大根などもブロックごとに小分け冷凍。凍ったら、チャック付き保存袋に移しましょう。

だし・常備菜の冷凍保存に製氷皿

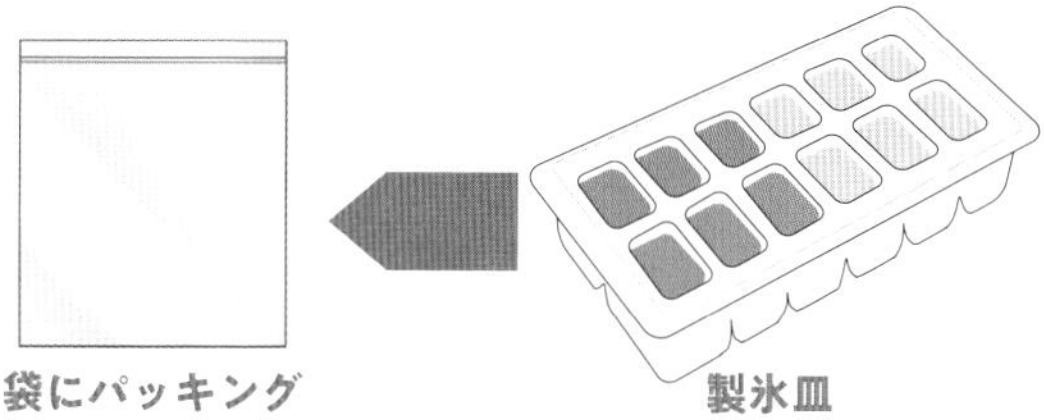

ひじき／切り干し大根／バジルペーストなど

袋にパッキング

凍った惣菜やだしを製氷皿から出し、保存袋で保存します。

製氷皿

製氷皿は、だしやスープなどの液体の他、ひじきや切り干し大根などの一品惣菜にも便利です。

食材別の小分けテクニック

ささみ・鮭

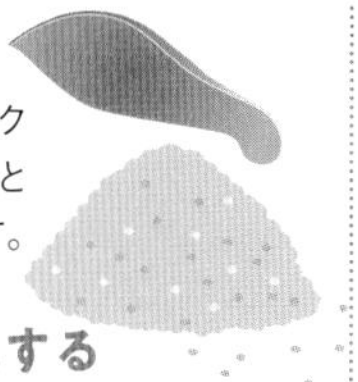

ささみや鮭はフレーク状にして冷凍すると使い勝手がよいです。

フレーク状にする

ひき肉・すり身

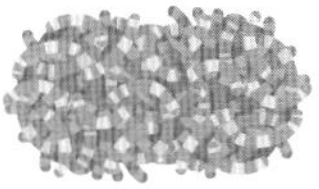

ひき肉やすり身などの塊状のものは保存袋にスジ目をつけ、使用の際にパキンと割って使いましょう。

袋にスジ目をつける

ご飯

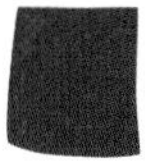

ご飯のままでもいいですがおにぎりにしておくと、小腹が空いた時に便利です。

おにぎりにする

缶詰のあまり

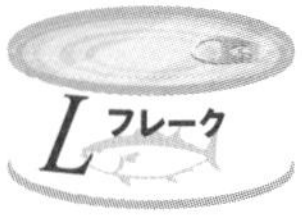

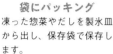

缶詰のあまりは保存しにくいものですが、保存袋で冷凍しておけば、困った時に簡単に使える一品惣菜になります。

保存袋へ

常温保存しないとむしろ早く劣化する
野菜はすべて冷蔵庫は間違い

野菜は冷蔵庫に入れるとむしろ劣化するものもある

野菜は野菜室に入れがちですが、実は冷蔵保存すると劣化してしまうものもあります。きゅうり、茄子、トマト、ピーマンなどの夏野菜は、暑い屋外でできたものなので、実は寒い所におくと劣化してしまいます。風通しのいい日陰に置いておくぐらいの方が実は日持ちがいいのです。同じように熱帯の果物なども冷蔵庫ではなく、室温保存が適しています。

夏野菜は冷やすとマイナス効果

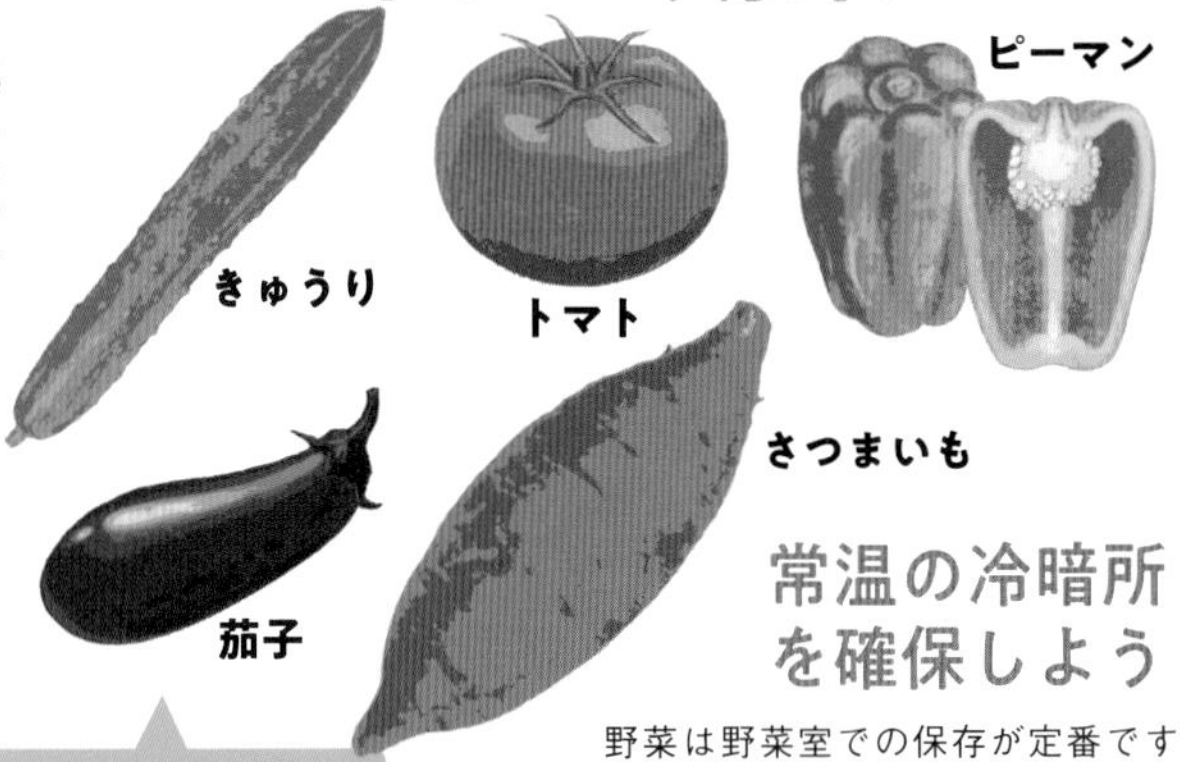

25度を超える場合は野菜室へ

常温の冷暗所を確保しよう

野菜は野菜室での保存が定番ですが、実は野菜室に入れると劣化してしまう野菜がいくつかあります。きゅうり、トマト、茄子などの夏野菜がその代表格です。

冷蔵庫でのピッティングに注意

野菜は冷えすぎてしまうと、表皮の陥没を起こしてしまうことがあります。庫内の温度には注意が必要です。

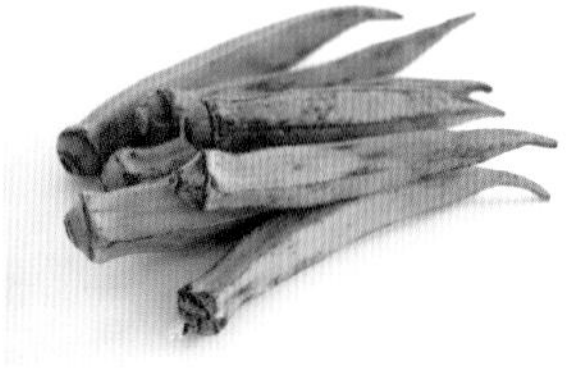

追熟する果物は野菜室NG

15～20度が適温

常温で甘くなる

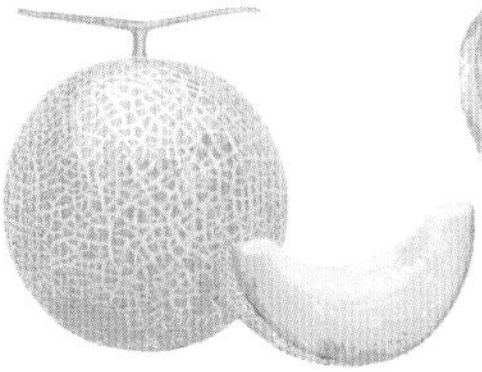

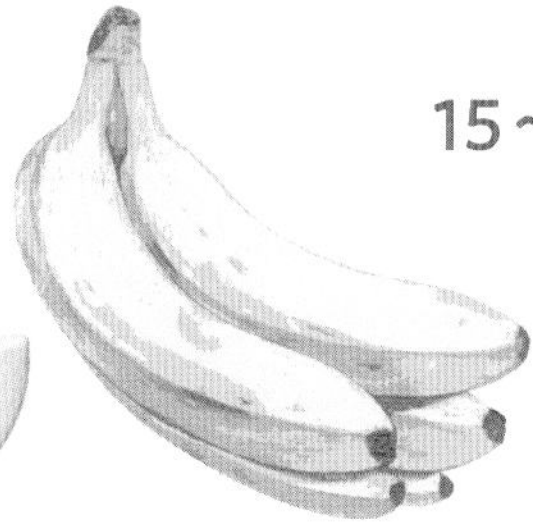

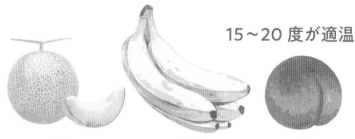

メロン
メロンは、追熟をさせるよう表記がある場合もあります。袋に密閉すると早まります。

バナナ
バナナもやはり冷蔵保存すると劣化してしまいます。常温で追熟させて食べましょう。

桃
固めの桃の場合は常温で追熟させ、柔らかくなったら冷蔵がいいでしょう。

追熟とは？

追熟とは、収穫した後に一定期間置くことで甘さを増したり、果肉を柔らかくする処理のことです。

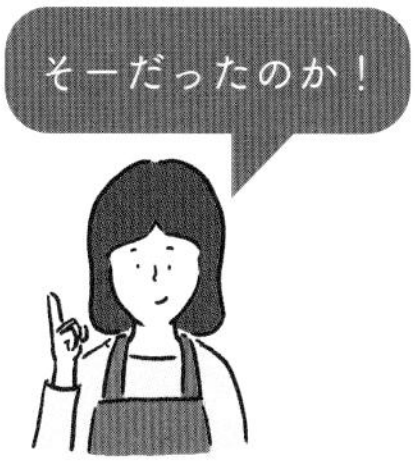

風通しのよい日陰

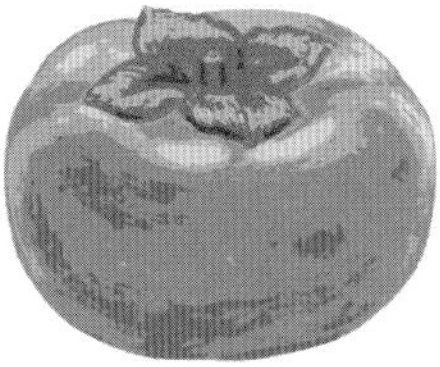

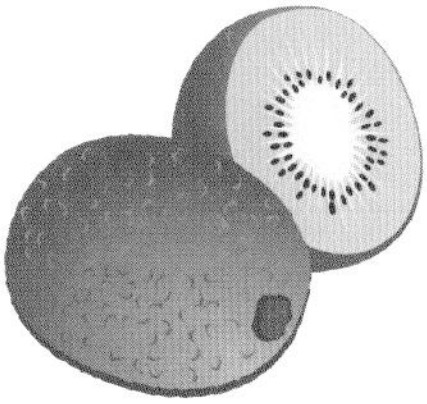

柿
柿は冷蔵保存で問題ないですが、しっかり追熟させるには、室温で保存した方が美味しく食べられます。

キウイ
キウイもつい冷蔵庫に入れがちですが、そのままでは追熟しないことがあります。直射日光を避けて室内保存を。

追熟を早めるテクニック

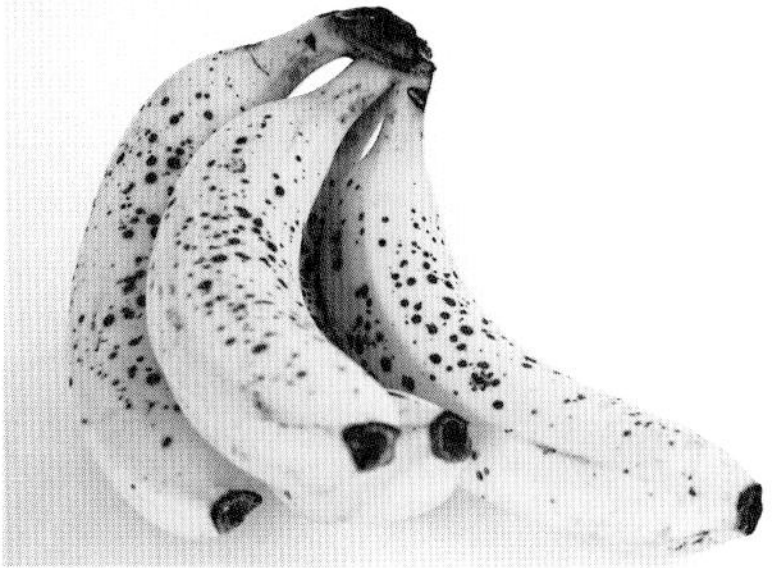

買った際に固すぎて食べられず、追熟しようにも時間がかかる場合は、熟したバナナやりんごと一緒に置いておくと追熟しやすくなります。エチレンガスが発生して追熟を早めてくれるのです。密閉するとさらに早まります。

ひと手間**加えて賢く**冷凍

茹でる・切る・おろすetc.
冷凍野菜で時短調理

時短に便利な ひと手間を加えて生冷凍

そのまま すぐ使える

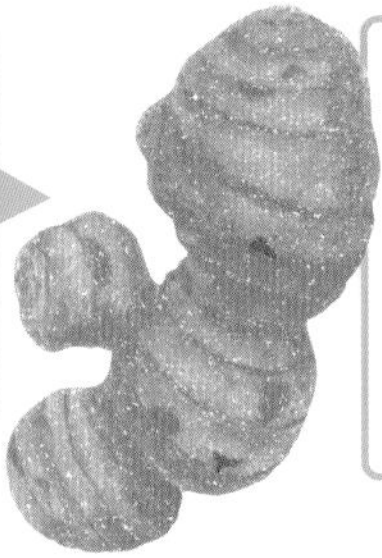

カット・おろし

生姜
おろし生姜にしておくと料理に入れたり調味素材としても使いやすいです。

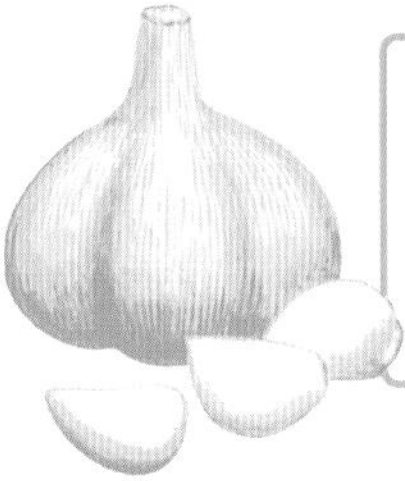

うす切り・みじん切り

にんにく
みじん切りにすると辛味成分アリシンに変化。殺菌作用と血流改善が期待できて調理にも便利。

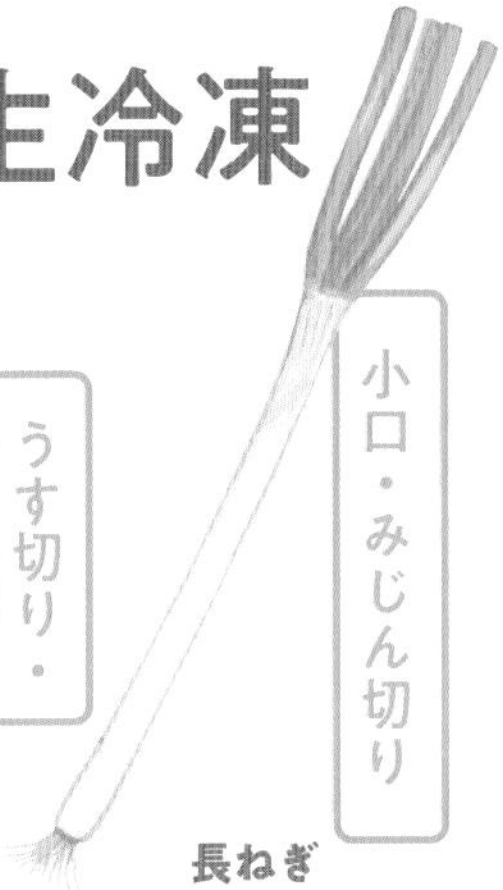

小口・みじん切り

長ねぎ
小口切りかみじん切りにして冷凍すると香味野菜としてすぐ使えます。

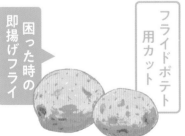

困った時の 即揚げフライ

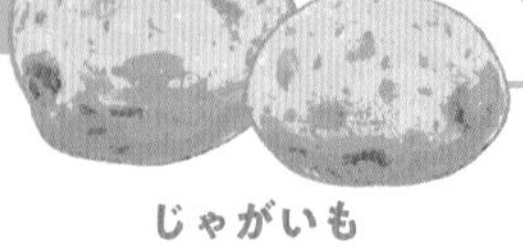

フライドポテト用カット

じゃがいも
一口サイズにカットしておけば、常温の油からそのまま揚げてポテトフライにできます。

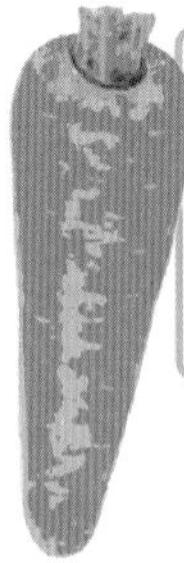

サラダ用にカット

にんじん
千切りにしておけば、煮物や炒め物に使いやすいです。

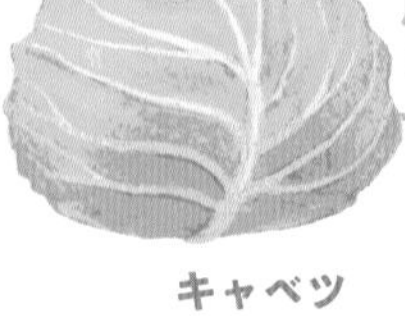

炒めもの用にザク切り

キャベツ
ザク切りにしておけば、長期保存できる炒め物用の野菜になります。

茹でて冷凍したい食材

緑黄色野菜をすぐさま食べる

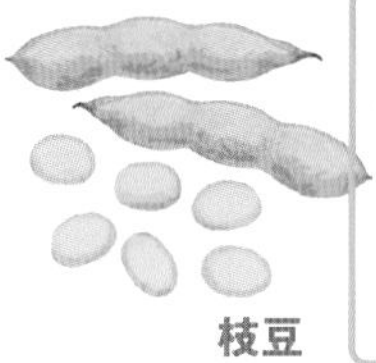

簡単おつまみ

枝豆

茹でた枝豆は、解凍してすぐに食べられます。

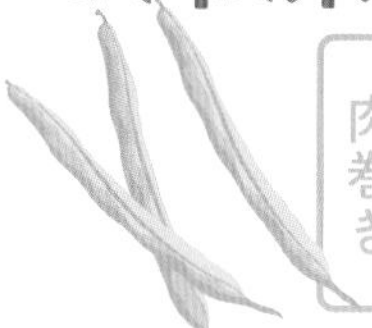

炒め物・肉巻き

いんげん

いんげんはそのまま炒めたり、解凍して和え物に。

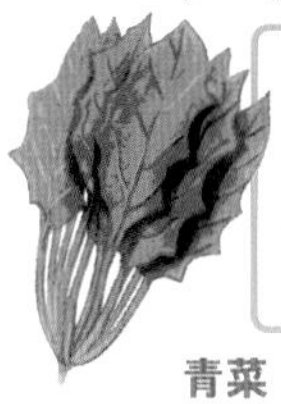

おひたし・炒め物

青菜

（ほうれん草、小松菜など）

さっと炒めて惣菜を作れる優秀食材。

おつまみ一品付け足しに○

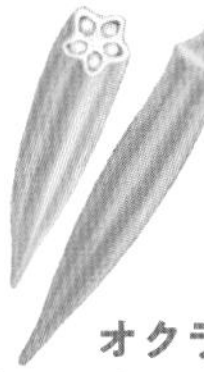

和え物・おひたし

オクラ

解凍すればそのままおひたしや和え物にできます。

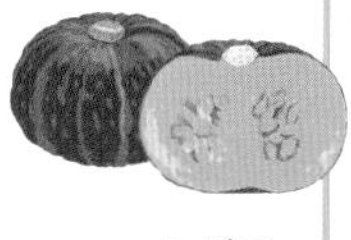

マッシュしてポタージュ

カボチャ

茹でて潰して保存して、ポタージュやサラダに。

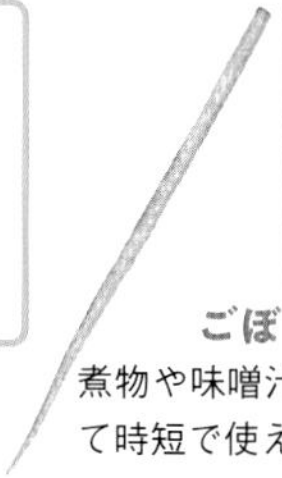

ささがきにして煮物

ごぼう

煮物や味噌汁の具材として時短で使えます。

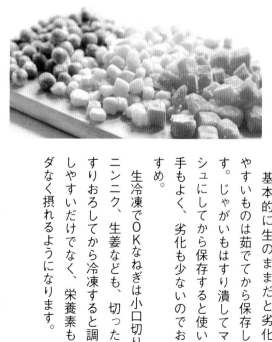

自家製野菜ミックスを作る

上記の野菜たちをミックスして保存すれば、オリジナルの冷凍野菜ミックスができます。市販のものは、栄養価が低い傾向にあるのが玉にキズ。自宅でつくって保存すれば、好みの野菜を入れ込めるだけでなく栄養価も高くなります。

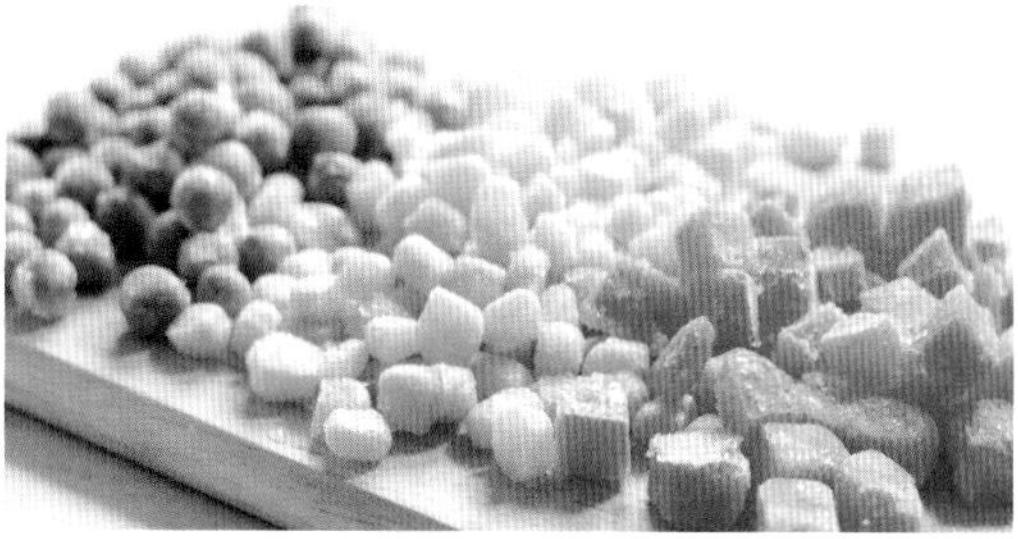

生のままがいい野菜と茹でて保存が◎の野菜

食材はすべてそのまま保存すればいいわけではありません。生のままカットして保存した方がいいものと茹でてから保存した方がいいものがあります。

基本的に生のままだと劣化しやすいものは茹でてから保存します。じゃがいもはすり潰してマッシュにしてから保存すると使い勝手もよく、劣化も少ないのでおすすめ。

生冷凍でOKなねぎは小口切り、ニンニク、生姜なども、切ったりすりおろしてから冷凍すると調理しやすいだけでなく、栄養素もムダなく摂れるようになります。

冷凍で栄養価がアップする野菜 トマト・キノコは

トマトは冷凍で細胞が壊れて旨味が出る

リコピンもたっぷりだよ

冷凍することで、細胞が壊れ、旨味成分を摂取しやすくなる野菜の代表がトマトです。

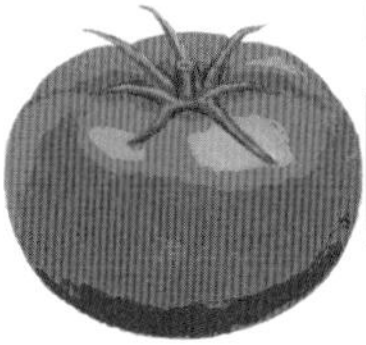

冷凍トマト

グルタミン酸

冷凍

グルタミン酸が細胞から溶け出し、吸収されやすくなります。

出典：青森県産業技術センター工業総合研究所

細胞壁破壊で旨味が出る

冷凍すると美味しさUP

キノコの旨味成分

グルタミン酸
グアニル酸
アスパラギン酸

キノコには３大旨味成分のグルタミン酸とグアニル酸のふたつが含まれています。だしとして使うには、キノコに勝るものは少ないと言われています。

冷凍で旨味上昇

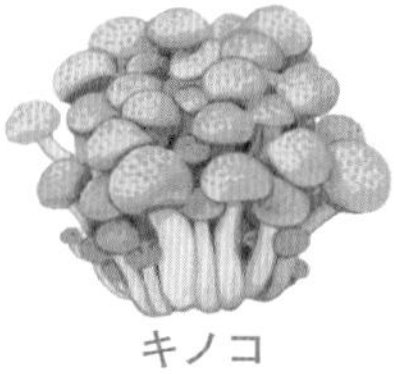

キノコ

キノコは冷凍することで旨味成分がアップします。

冷凍エノキダケはダイエット成分UP

エノキダケにはエノキタケリノール酸という内臓脂肪を減少させる成分が含まれています。すり潰して加熱し、冷凍することで円滑に摂取することができます。

旨味成分は冷凍すると摂取しやすくなる

キノコやトマトには、スープや料理のだしに使われる旨味成分が多く含まれています。トマトとキノコ両方に含まれるグルタミン酸、そしてキノコに含まれるグアニル酸とアスパラギン酸は冷凍することで細胞が壊れ、効率よく摂取することが可能になります。アスパラギン酸は、疲労物質である乳酸をエネルギーに変え、疲労を回復させる効果があります。

グルタミン酸は、単なる旨味成分ではなく、体に有害なアンモニアを解毒し、脳の機能を活性化する作用があります。グアニル酸には、血液をサラサラにする作用があります。

冷凍で旨味が濃縮される

冷凍で栄養をキープできる食材

冷凍でビタミンC・ルチン・カロテンがUP!

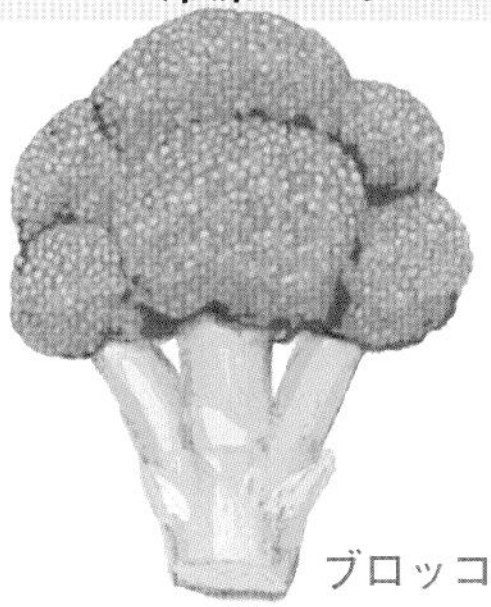

ブロッコリー

ブロッコリーは、冷凍することで加熱してもビタミンCが流れ出さずに残ると言われています。

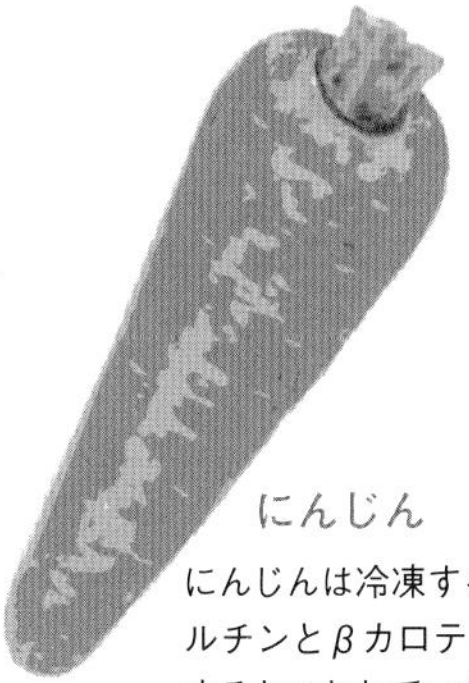

にんじん

にんじんは冷凍することで、ルチンとβカロテンが倍増するといわれています。

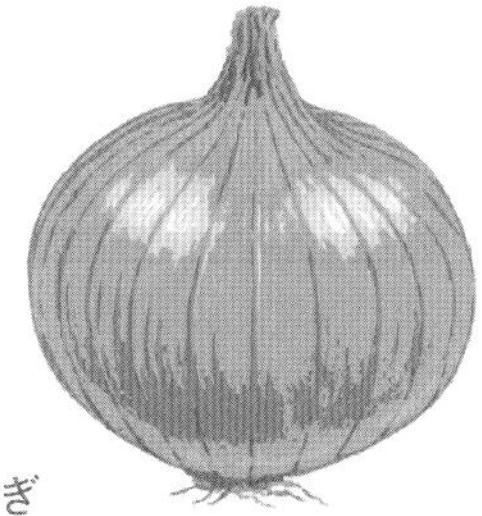

玉ねぎ

冷凍することで、繊維が壊れて生成された成分を効率よく摂取することができます。

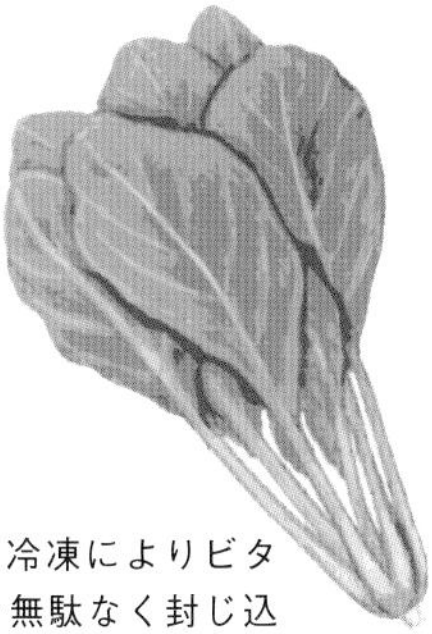

小松菜

小松菜も冷凍によりビタミンCを無駄なく封じ込めることができます。

苦手なピーマンの苦味が冷凍で消える!?

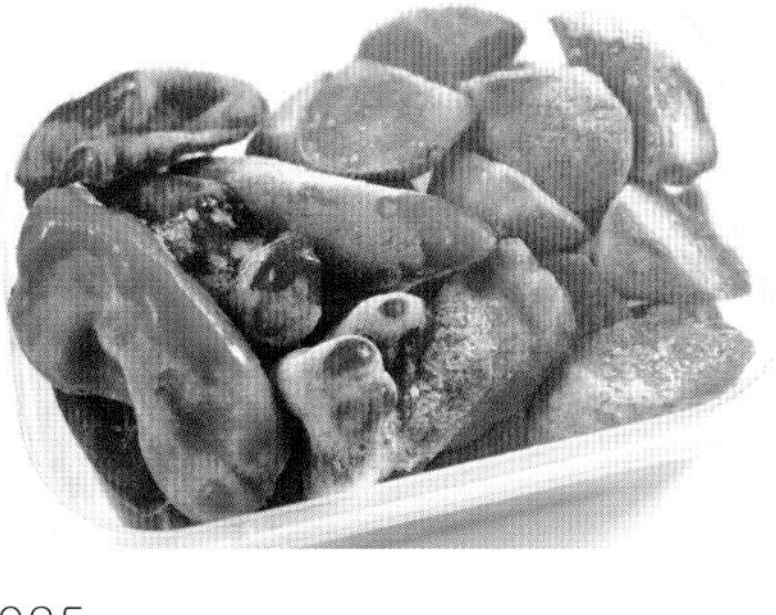

ピーマンは、冷凍することで、苦味成分がやわらぐ効果があります。ピーマンが苦くて食べられないというお子様には冷凍したピーマンを食べさせてみるのもいいかもしれません。食感は変化しますが、苦味に関しては、減少するのです。

味も食感も新・感・覚

卵&豆腐も冷凍すると美味しくなる!?

冷凍でまるで別の食材に変化

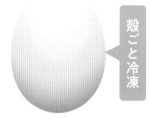

殻ごと冷凍

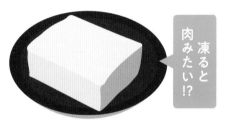

凍ると肉みたい!?

卵

殻ごと生で冷凍すると、黄味が粘着質になり、食感が変化します。

豆腐

冷凍するとスポンジ状になり、肉のような質感になります。

卵ひとつで2個の目玉焼きができる!

黄味がねっとり

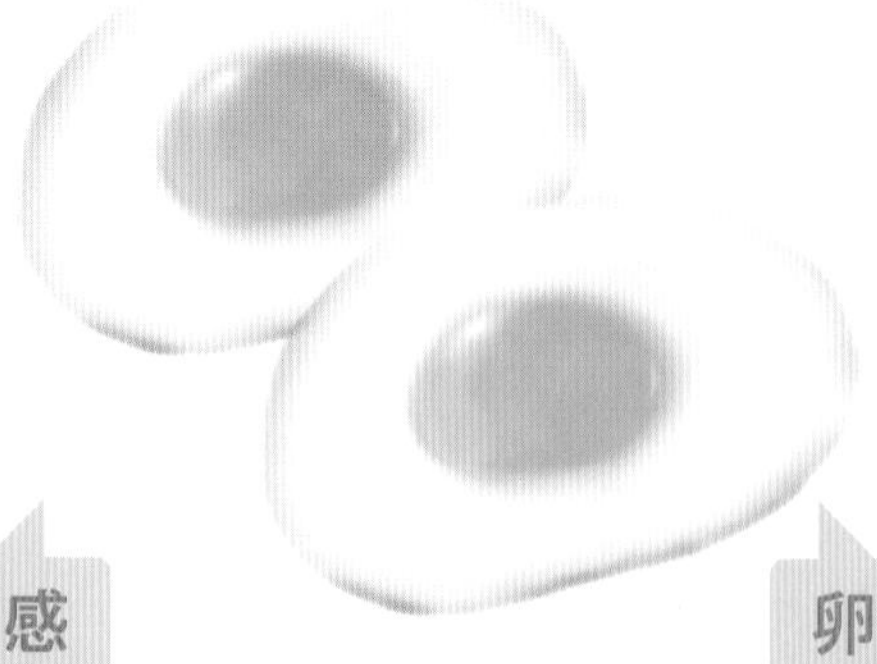

醤油漬けが美味しい

トロトロ食感がくせになる

冷凍した卵は、粘度が増すので包丁で2等分して2つにすることができます。

卵の食べすぎを抑えられる

冷凍豆腐はまるで大豆ミート

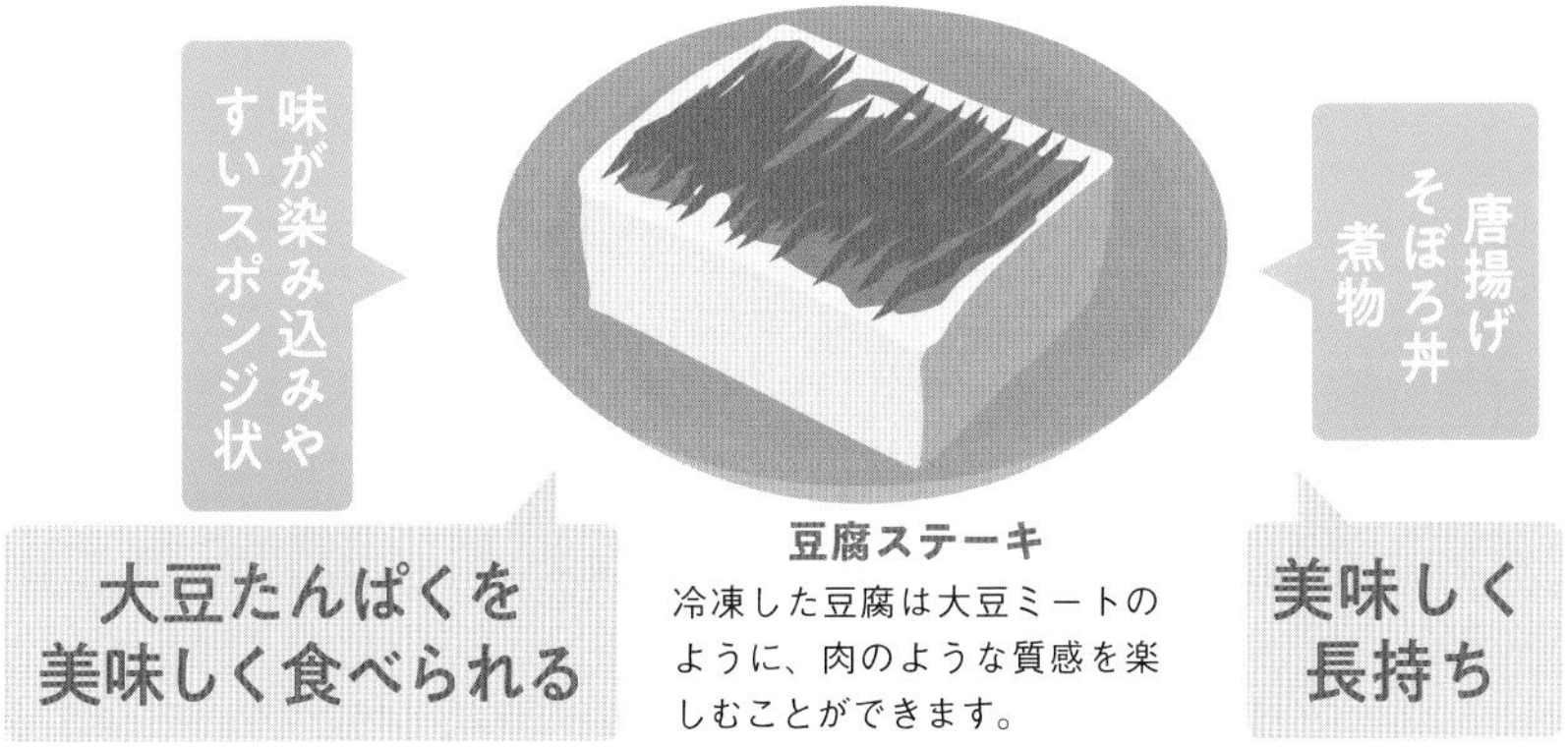
味が染み込みやすいスポンジ状
唐揚げ
そぼろ丼
煮物
大豆たんぱくを美味しく食べられる
美味しく長持ち

豆腐ステーキ
冷凍した豆腐は大豆ミートのように、肉のような質感を楽しむことができます。

ゆで卵は冷凍NG

生卵は冷凍しても新たな食感を感じることができますが、ゆで卵は白身がボロボロになってしまうので冷凍には適していません。

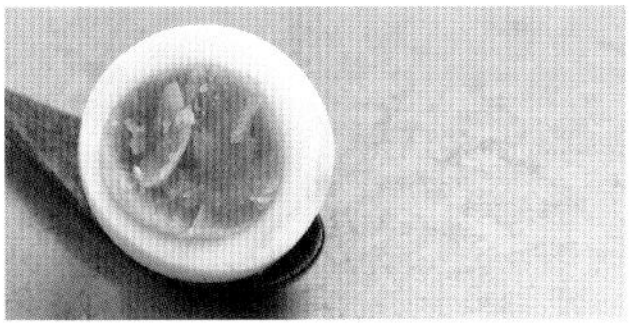

大豆ミートってナニ？

大豆ミートは大豆をミンチ状にしてひき肉や肉片のようにした食材です。高たんぱく質なのに食物繊維も含まれる健康的な代替食材なのです。

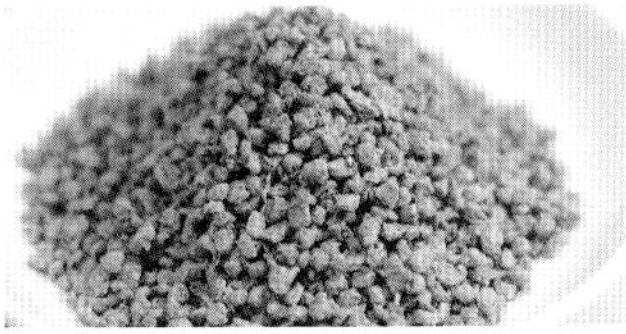

豆腐は肉っぽく、卵は粘度が高くなる！

冷凍すると食感が変わったり、別の美味しさを引き出せる食材もあります。

豆腐は、冷凍するとスポンジ状になり、高野豆腐のように焼いたり味付けすると、美味しく食べることができます。

卵もまた生で冷凍すると黄味の粘度が増し、包丁で切ると２つに分けられるほどになります。小さな目玉焼きを２つ作ることもできますし、そのまま卵かけごはんにしても生卵とは違った味わいを楽しめます。

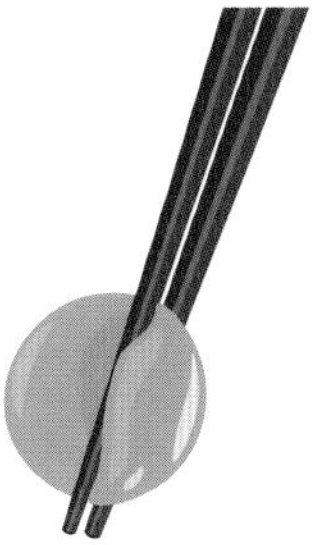

冷凍した方が使いやすいかも？
フルーツ同様、意外に冷凍が便利な

長期間保存可能な冷凍納豆

冷凍納豆

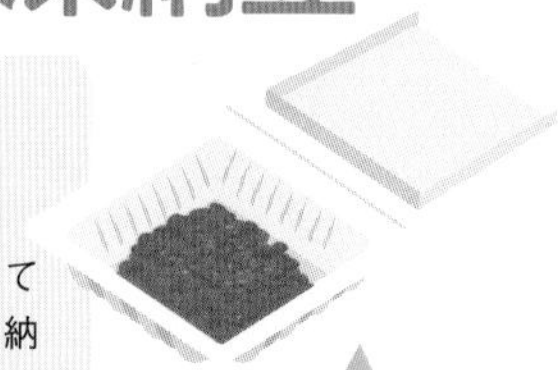

納豆は冷凍OK

納豆はパックのまま冷凍してもそれほど劣化しません。納豆をまとめ買いした時などは、一部冷凍して使うのもよいでしょう。

パックのままで保存期間３倍

納豆のまとめ買いができる

冷蔵庫で熟しすぎることもこれでなし

冷凍アボカド

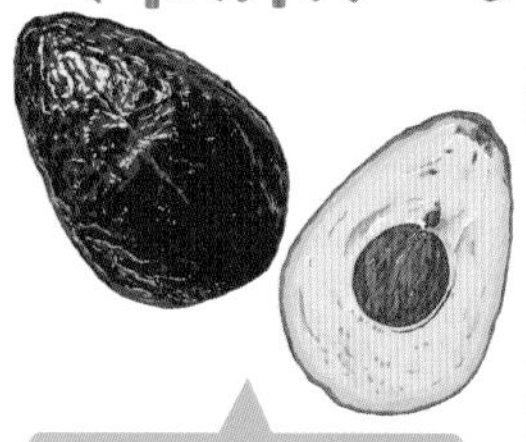

ラップで包むと栄養が逃げない

アボカドを無駄にしない

冷蔵庫の中で熟しすぎてしまいがちなアボカドも実は冷凍保存が可能です。スライスしてパッキングすると長持ちします。

アボカドを安心して使える

納豆、アボカドは意外と冷凍保存できる

まさか冷凍庫には入れないだろうと、常識感覚で考えている食材が、実は冷凍保存に向いているということがあります。納豆はその代表格。冷凍しても劣化せず、むしろ解凍時に温めると、納豆菌が活性化するというメリットも。

熟しすぎてしまうことの多いアボカドも、冷凍保存できる食材です。食べごろになったら、食べきれない分だけ使いやすくカットして冷凍庫に入れましょう。

冷凍ヨーグルト

フローズンヨーグルト

ヨーグルトは賞味期限が特別に短いわけではありませんが、やはりそのまま冷凍できる食材です。プレーンは分離してしまうので冷凍向きではありません。

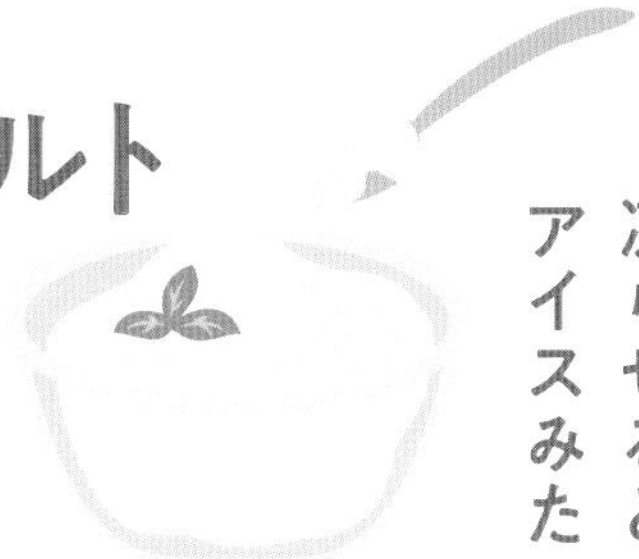

フローズンヨーグルト

プレーンは冷凍×

凍らせるとアイスみたい

砂糖が入ったタイプのヨーグルトが分離しないのでオススメ。

フルーツと一緒に凍らせればデザートに

冷凍デザートフルーツ

冷凍フルーツで健康デザート

パイナップル

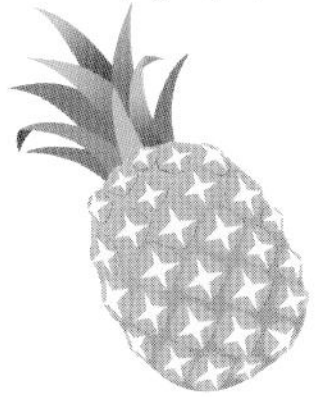

パイナップルもカットして冷凍しておけば夏場のおやつとして大活躍してくれます。

ブルーベリー

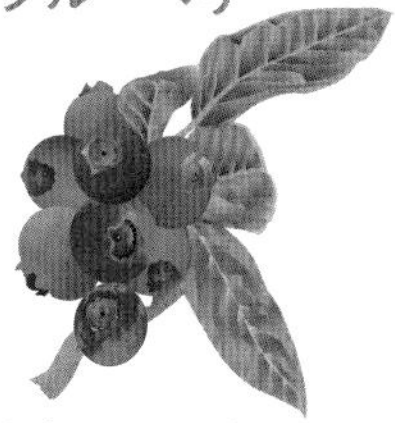

そのまま冷凍しておけば、いつでもデザートやおやつとして冷凍ブルーベリーが食べられます。

キウイ

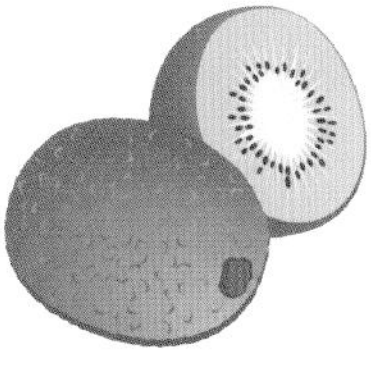

カットして冷凍しておけば他のフルーツと合わせてデザートにもできます。

ぶどう

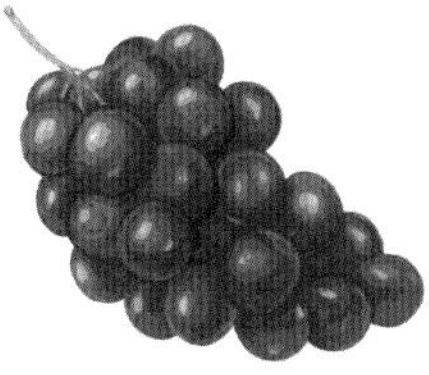

そのまま冷凍すると解凍の際に流水で簡単に皮が剥けます。シャーベット状にして食べるといいでしょう。

肝機能を良好にするオルニチンたっぷり

しじみは冷凍で栄養価アップ

冷凍で増えるオルニチンは肝臓の健康を維持する

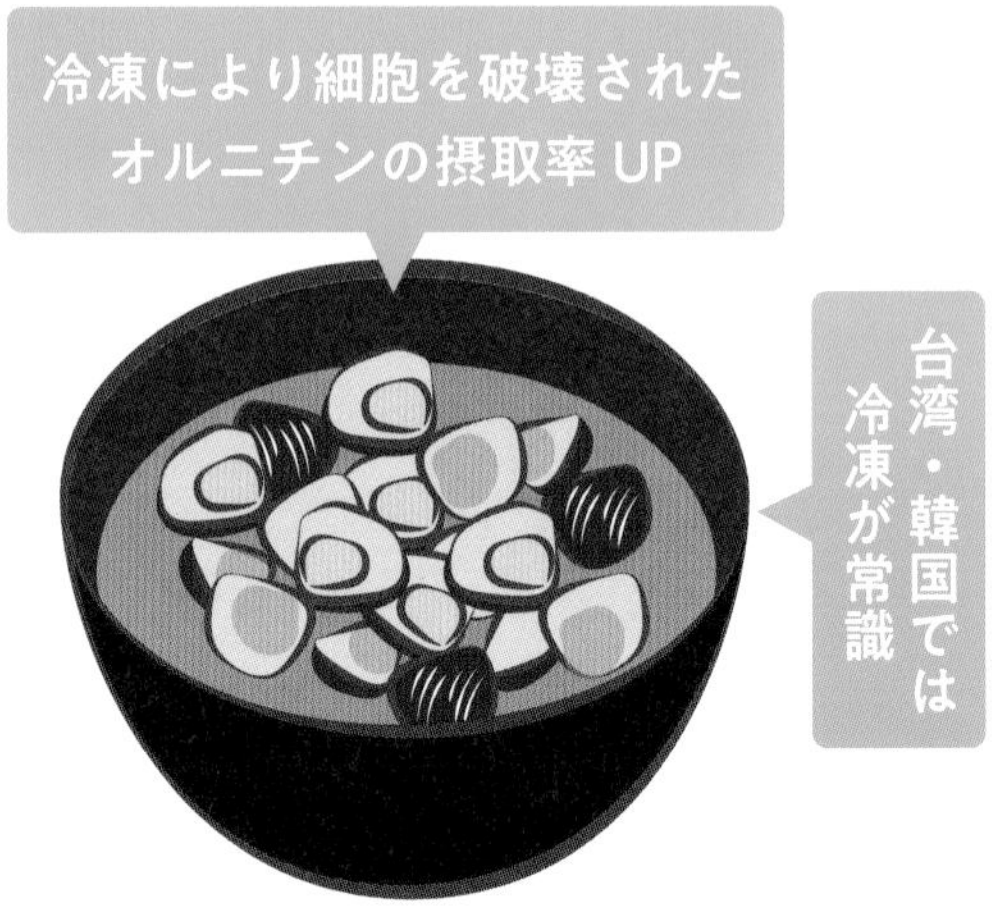

冷凍により細胞を破壊されたオルニチンの摂取率UP
台湾・韓国では冷凍が常識

冷凍しじみの豆知識

しじみはオルニチンという成分がたっぷり含まれています。
オルニチンは冷凍することで旨み成分が出やすくなります。

アンモニア解毒
肝機能改善
疲労感解消
オルニチンの力

オルニチンは、体内で悪さをするアンモニアを解毒し、
肝機能を改善し、疲労感を解消する作用があります。

しじみに含まれるオルニチンという栄養素は、肝臓の機能を改善する非常に重要な役割を持っています。肝臓は、アルコールやストレス、暴飲暴食によりその機能を悪化させ、不調になると疲労感が通常より強くなります。そんなしじみのオルニチンはマイナス4℃で冷凍保存すると8倍増。ゆっくり冷凍したほうが、効果的です。下処理後、新聞紙やキッチンペーパーにくるんで冷凍庫に入れましょう。

貝の冷凍保存手順

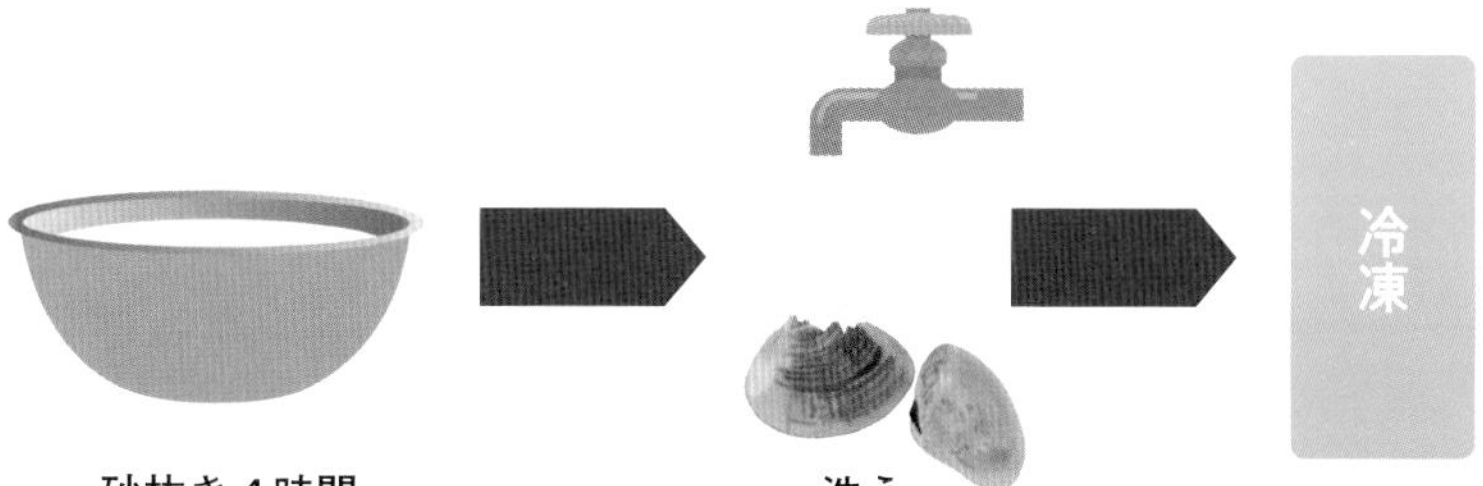

砂抜き4時間

冷凍すると貝は死んでしまうので冷凍する前に0.5%塩分の塩水での砂抜きは必須です。ちなみに、あさりは3%塩分の塩水で砂抜きを。

洗う

砂抜きした後にしっかり洗います。

栄養価の高いしじみができます。

疲労感は肝臓の不調がもたらす？

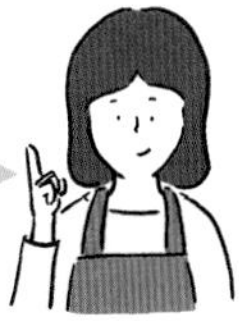

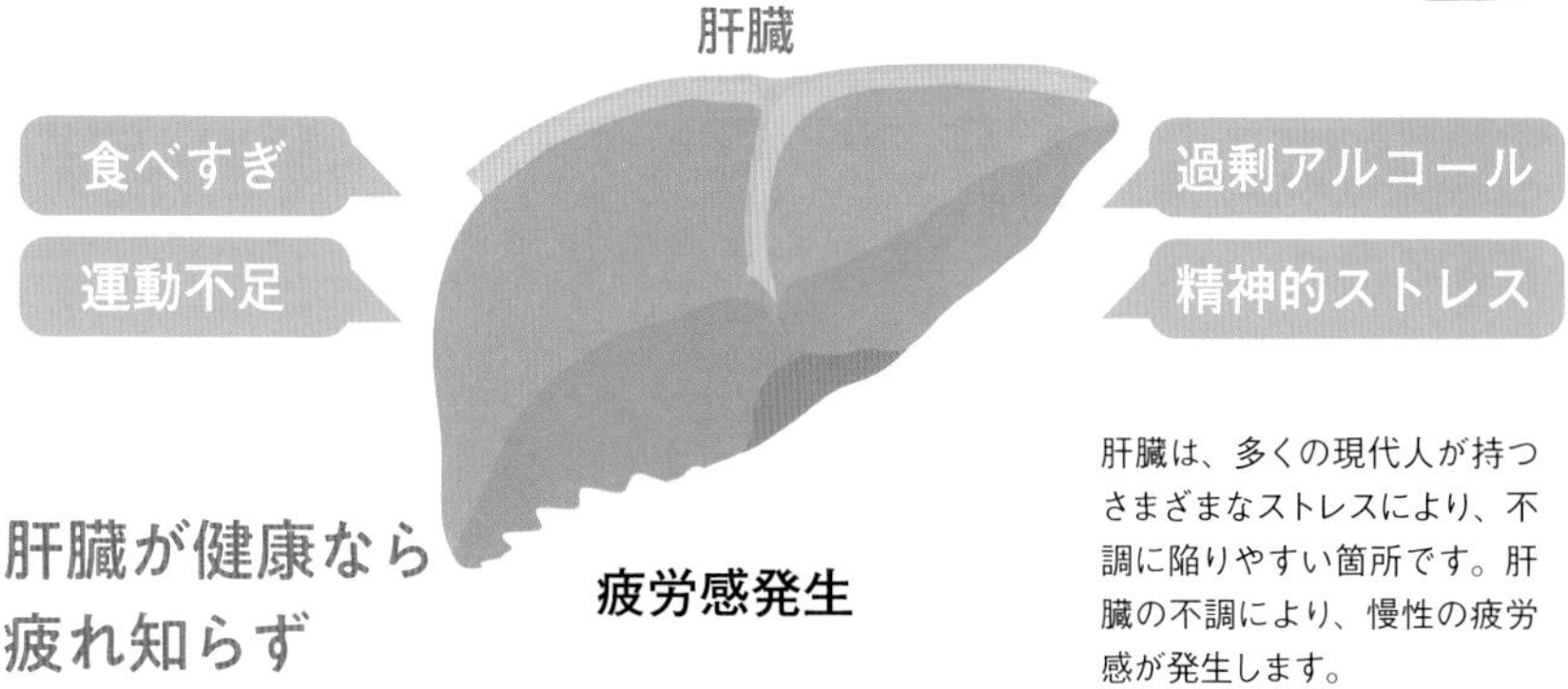

肝臓が健康なら疲れ知らず

肝臓は、多くの現代人が持つさまざまなストレスにより、不調に陥りやすい箇所です。肝臓の不調により、慢性の疲労感が発生します。

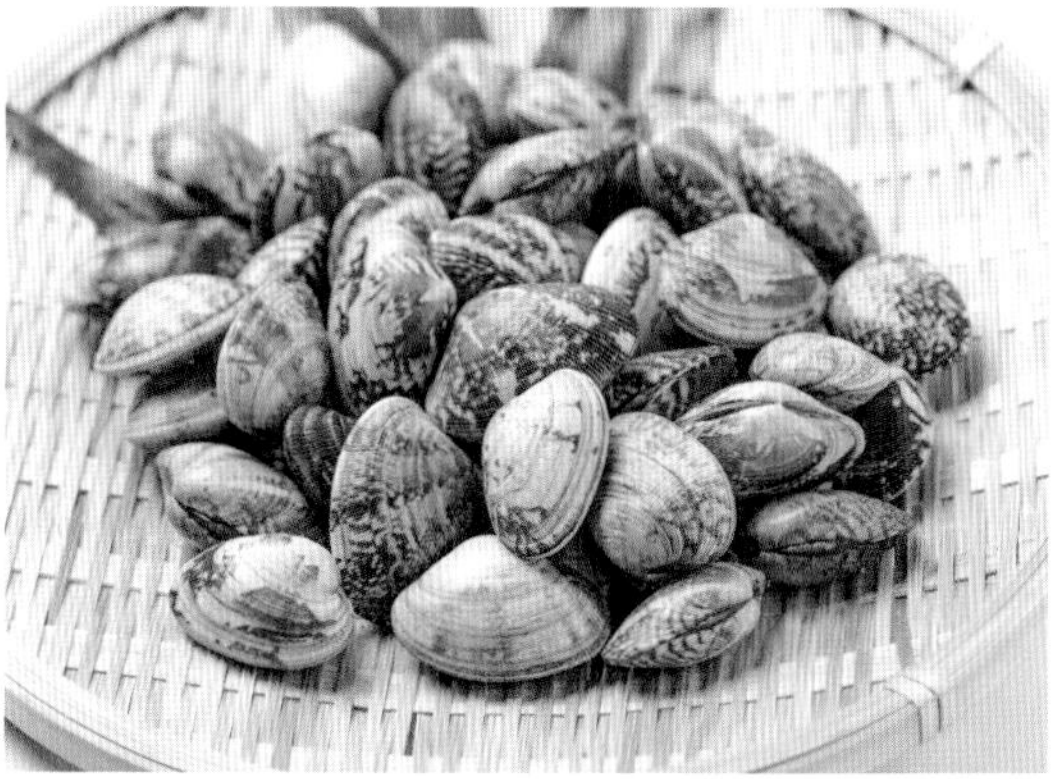

アサリ・ハマグリも冷凍で旨味アップ

しじみだけではなく、あさりやハマグリも冷凍により旨味が濃縮されます。貝類は、冷凍保存することで常温で使うよりも旨味が増します。

味変して飽きずに食べ切る

あまり物を使ったリメイク冷凍術

リメイクハンバーグ　煮込みハンバーグ

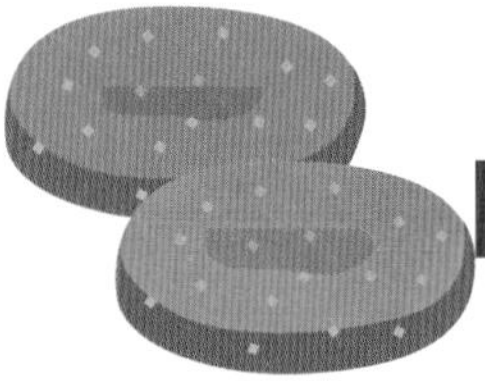

ハンバーグ

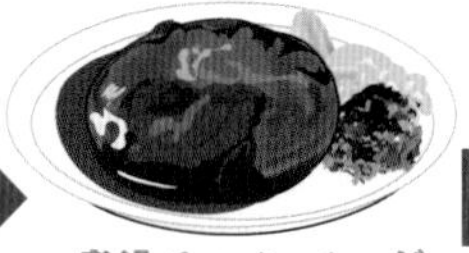

煮込みハンバーグ

あまったハンバーグは、ソースを作って煮込みハンバーグにしてパッキングすると、味を変えて楽しめます。

冷凍

違う味で楽しめる

リメイクパスタ　ソースに絡めて冷凍

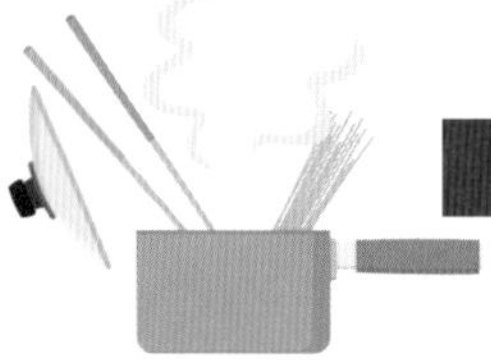

パスタ

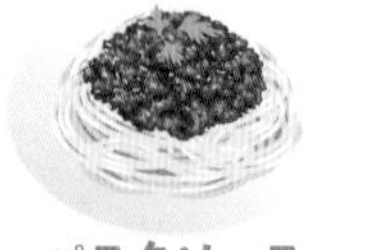

パスタソース

パスタはそのままでも冷凍できますが、味付けしておくと弁当やお惣菜にサッと使いやすいです。

冷凍

弁当＋一品にちょうどいい

冷凍前にリメイクして飽きずに食べる工夫を

余らせた食材の活用は、食材を保存する際の課題のひとつです。ただそのまま保存して結局冷凍庫の中で眠らせて、気づけば劣化して捨ててしまった…という経験をされた方もいらっしゃるでしょう。

パスタはケチャップや塩こしょうで味付けして冷凍するだけでも使い勝手が段違い。ハンバーグはあまり物や冷凍保存してあったシチューやパスタソースで煮込んで保存。長期保存するはずが、すぐ消費できてしまいます。肉類などは「あまり物」にするのではなく、使いやすい形で冷凍保存する目的で購入するのもアリでしょう。

ベーコンリメイク 野菜肉巻き

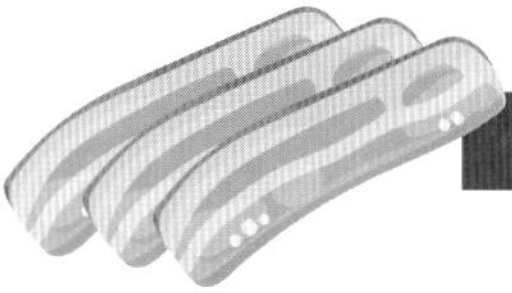

ベーコン

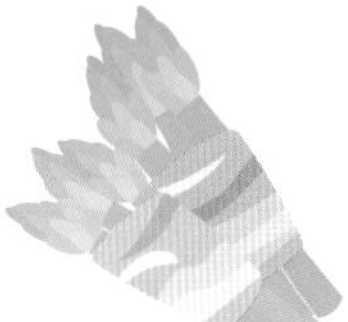

野菜肉巻き

冷凍

おつまみ＆弁当
どんな時も便利

ベーコンやうす切り肉は、アスパラやにんじんと一緒に肉巻きスティックにしておくと、時短惣菜として理想的です。

鶏肉・豚肉・切り身魚リメイク／漬け込み肉・魚

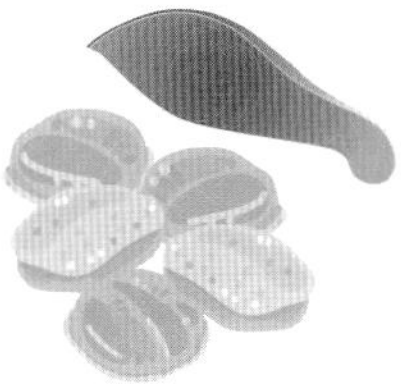

肉や魚

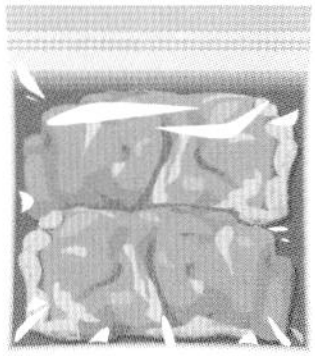

漬け汁

冷凍

唐揚げ・肉炒め
が速攻でできる

鶏肉や豚肉、食べやすく切った切り身魚もそのまま小分け冷凍しがちですが、例えば醤油とみりんで下味をつけておくと、味が染み込んで炒め物や唐揚げの際に使いやすくなります。

カレーリメイクはうどんだけじゃない

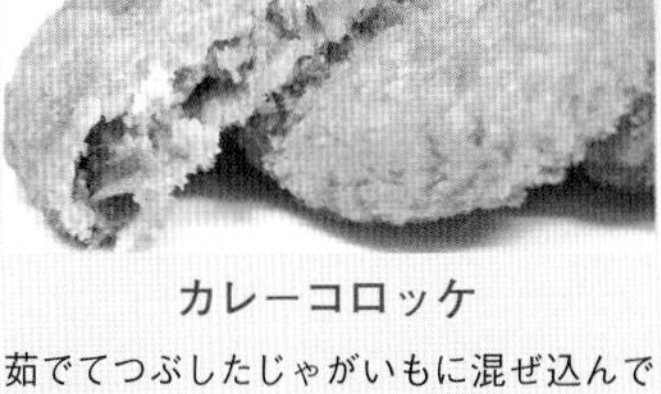

カレーコロッケ

茹でてつぶしたじゃがいもに混ぜ込んでも美味しく食べられます。ひと手間加えたリメイクレシピ、大量消費ウケアイです。

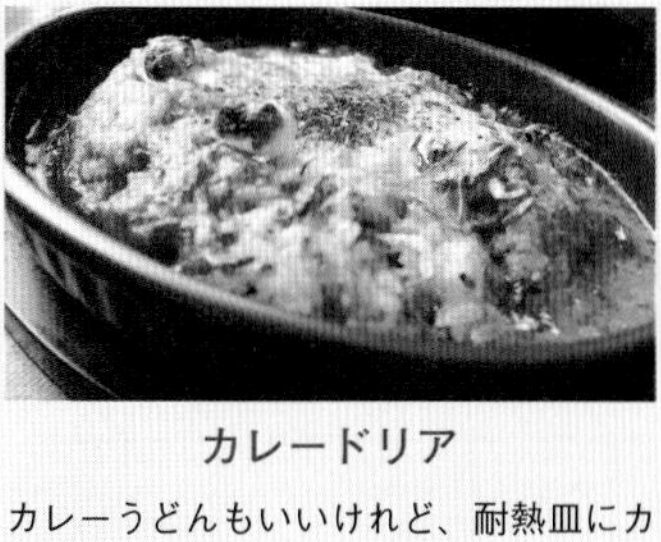

カレードリア

カレーうどんもいいけれど、耐熱皿にカレーライスを盛り、チーズをかけてオーブンへ。即席ドリアの出来上がりです。

乾燥保存こそ最強の保存食？

干し野菜・乾燥キノコは
ドライ保存で栄養価UP

栄養価が増えて長期保存できる完璧食

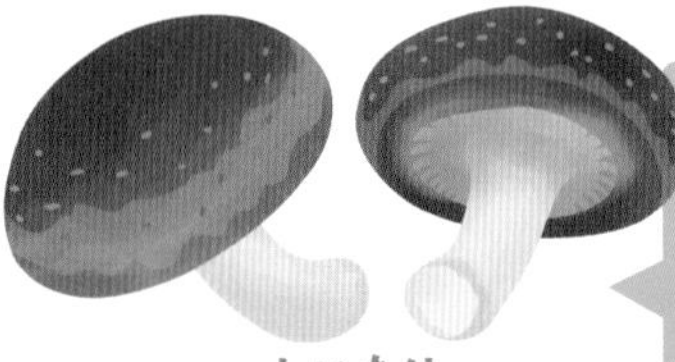

ビタミンDが倍増する

しいたけ

干ししいたけは、そのままで使うよりもビタミンDが倍増します。

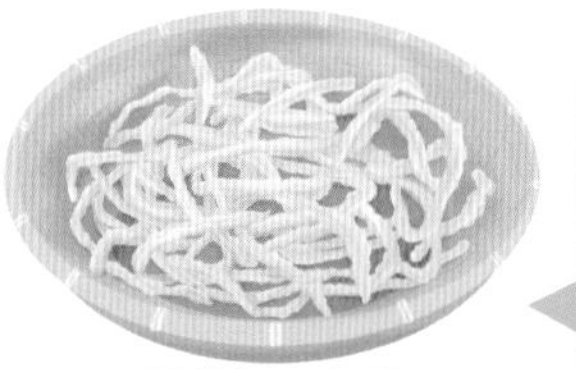

カルシウムが20倍になる

切り干し大根

切り干し大根は、カルシウムや食物繊維の含有量が生よりも大幅にアップします。

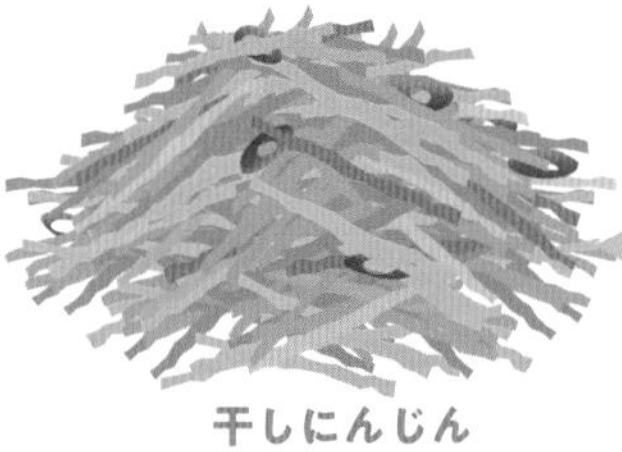

きんぴらやサラダに◎

干しにんじん

同じくにんじんも乾燥させることで栄養価が上昇する側面があります。長期保存できて便利です。

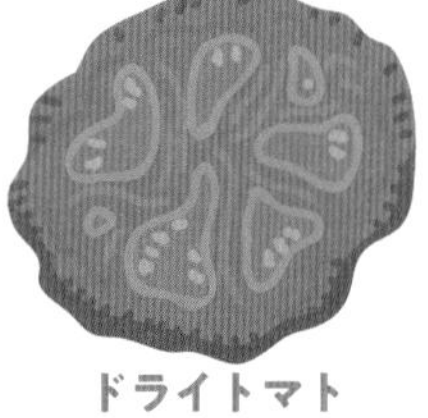

ピザやパスタにビタミンC2倍

ドライトマト

ドライトマトも長く保存できてパスタやピザに時短で利用できます。リコピンが濃縮されます。

乾燥して干すことで栄養価は何倍にも増えていく

冷凍することで増える栄養素量もありますが、乾燥して干すことで栄養素量を増やす食材も多く存在します。

しいたけや大根、トマトなどは、干すことでビタミンや鉄、カルシウムなどのミネラルが凝縮されて摂取しやすくなることが知られています。ドライフルーツなども同じように栄養価が高くなり、保存期間も長くなるので干して保存すると無駄なく効率的に食べることができます。

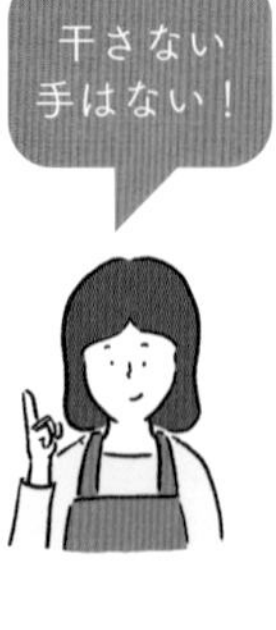

ドライフルーツは食物繊維＋糖がいい

ドライフルーツは、食物繊維がたっぷり含まれた糖質源。健康的に食べられる甘いスナックです。栄養価も多くのフルーツで倍以上になるため（グラムあたり）、効率よく栄養を摂取することができます。

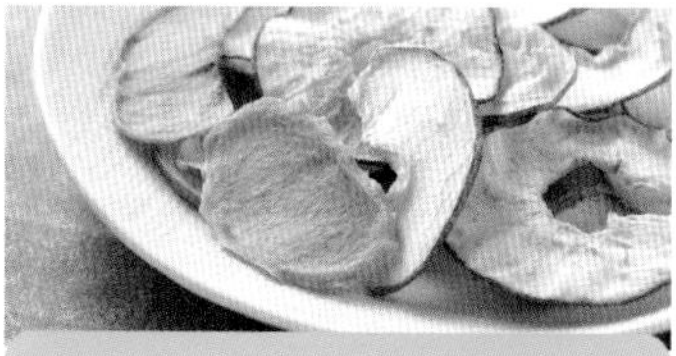

ミネラルが濃縮される

干物の栄養価

干して保存する食材の代表格である干物は、太陽に当てることでアミノ酸が増え、やはり栄養価も増えています。旨味も濃縮されて、そのまま食べるより美味しい！

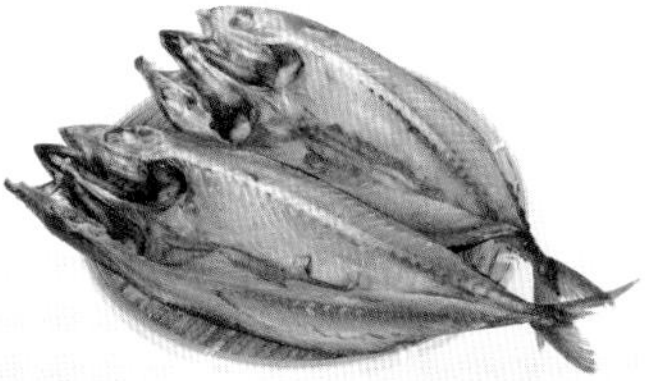

アミノ酸が増加

ドライフルーツにできる果物

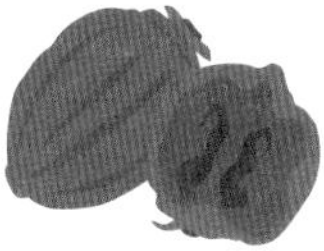

干し柿

日本の伝統文化である干し柿は渋い柿を干して甘くしたものですが、非常に栄養価が高く、βカロテンをたっぷり含んでいます。

βカロテンと食物繊維を効率よく

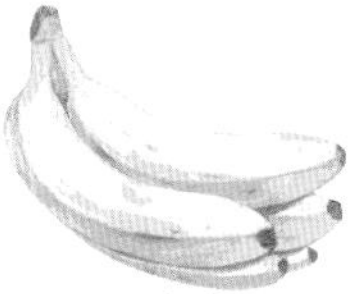

バナナ

腐りやすいバナナをカットして干しておけば、簡単にドライバナナを作ることができます。

おやつにピッタリ

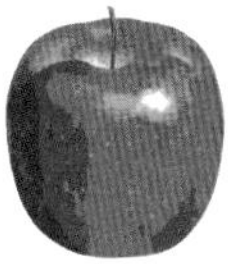

りんご

りんごはそのままでも美味しいのですが、スライスして干すとスナックやおつまみとしても楽しむことができます。

食物繊維が摂りやすくなる

ぬか漬けの驚異的栄養

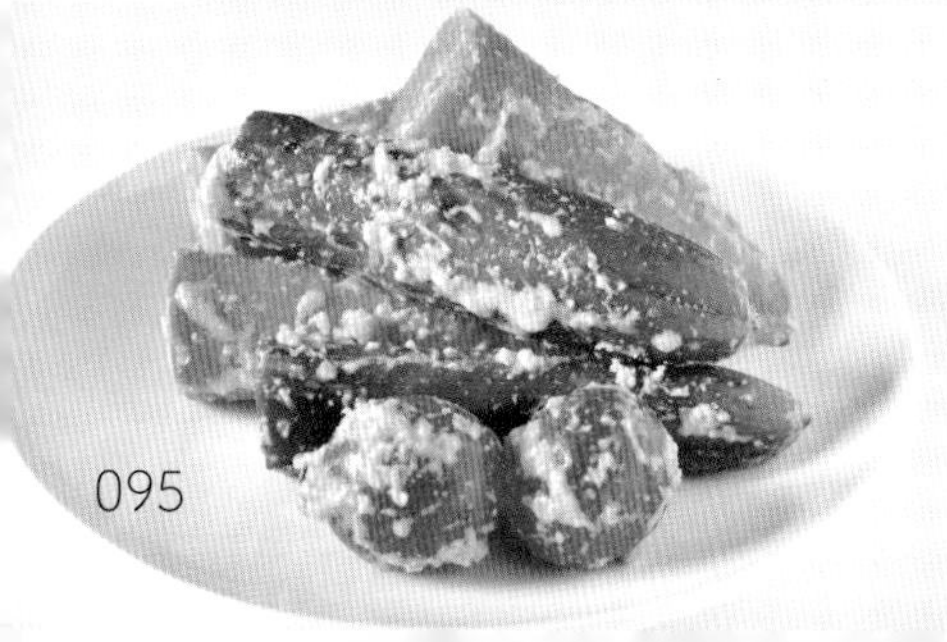

日本の伝統文化であるぬか漬けは、野菜の栄養素を何倍にも増やす健康食品です。特にビタミンB_1を10倍以上にまで増やすといわれており、ビタミンの含有量は、生のものの比ではありません。乳酸菌や酵母による健康効果が非常に高いのも特長です。

監修　牧野直子（まきの・なおこ）

管理栄養士、料理研究家、ダイエットコーディネーター。「スタジオ食」代表。女子栄養大学卒業。大学在学中より栄養指導や教育活動に携わる。雑誌、テレビ、料理教室、講演のほか、保健センター、小児科での栄養相談も行う。おいしくて元気になる料理、健康的なダイエットを提案。『食べる投資ハーバードが教える世界最高の栄養レシピ100』（アチーブメント出版）、『カット野菜でラクしてやせる』（主婦の友社）、『子どもがダイエットに一生悩まなくなる食事法』（KADOKAWA）など著書、監修本多数。

参考文献

『栄養素の話』（監修・牧野直子／日本文芸社）、『冷凍・冷蔵がよくわかる食材保存の大事典』（監修・牧野直子／池田書店）、『冷凍保存のきほん』（著者・牧野直子／主婦の友社）、『世界一やさしい! 栄養素図鑑』（監修・牧野直子、イラスト・松本麻希／新星出版社）、『知って驚くファイトケミカル健康野菜大全』（著者・牧野直子、石原結實／KADOKAWA）、『内臓脂肪もスッキリ落ちる やせる！糖質オフ決定版』（著者・牧野直子、監修・前川智／永岡書店）、『糖質早わかり』（著者・牧野直子／女子栄養大学出版部）、『はじめてママ&パパの子どもの栄養』（監修・深津章子、牧野直子／主婦の友社）、『塩分早わかり』（著者・牧野直子／女子栄養大学出版部）、『子どもがダイエットに一生悩まなくなる食事法』（著者・牧野直子／KADOKAWA）、『その調理、9割の栄養捨ててます！』（監修・東京慈恵会医科大学附属病院／世界文化社）、『最強の野菜スープ』（著者・前田浩／マキノ出版）日本調理科学大会研究発表要旨集「冷凍処理がトマトとピーマンの味と物性に及ぼす影響」、論文「食生活におけるえのき氷の利用効果（2012年）」（宮澤紀子、吉本博明、市村昌紀、土屋千代栄、江口文陽／日本木材学会）、Prof. Graham Bonwick Dr. Catherine S. Birch「Antioxidants in Fresh and Frozen Fruit and Vegetables: Impact Study of Varying Storage Conditions. 」（2013 Leatherhead Food Research）

BOOK STAFF

編集	坂尾昌昭（トキオ・ナレッジ）
編集協力	有田帆太（アジール）
イラスト	まつしまゆうこ、ぷーたく
装丁・デザイン	別府拓、村上森花（Q.design）
DTP	G.B. Design House

食材《しょくざい》と栄養素《えいようそ》の話《はなし》

2021年12月10日　第1刷発行

監修者　牧野直子
発行者　吉田芳史
印刷所　株式会社 光邦
製本所　株式会社 光邦
発行所　株式会社日本文芸社
〒135-0001　東京都江東区毛利2-10-18 OCMビル
TEL 03-5638-1660［代表］

内容に関する問い合わせは、小社ウェブサイト
お問い合わせフォームまでお願いいたします。
URL https://www.nihonbungeisha.co.jp/

Printed in Japan 112211122-112211122 Ⓝ 01 (240091)
ISBN978-4-537-21949-4
（編集担当：上原）